빛의 힘으로 치유하다.
광역학 레이저 침술 핸드북

추천사

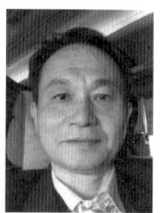

문대원 한의학 박사
전주효사랑가족요양병원 한의원장
Mps연구회 전임강사
동신대 한의대 겸임교수

    이 책은 레이저 침술에 대해 체계적으로 다루고 있습니다. 첫 번째 부분에서는 레이저 침술의 기본적인 이론과 원리를 설명합니다. 침술이 무엇인지, 어떻게 작동하는지, 그리고 주로 사용되는 레이저에 대한 자세한 내용이 담겨 있습니다.

    또한, 레이저의 생물학적 효과와 약한 레이저가 인체에 미치는 영향을 깊이 있게 다루고 있습니다. 이를 통해 독자들은 레이저 침술의 이론적 기초를 충분히 이해하고 치료방법에 대한 이해를 높일 수 있습니다.

    경락과 경혈에 대한 깊은 이해는 레이저 침술의 기초를 이루는 부분이며, 이 책은 이에 대해 자세히 설명하고 있습니다. 경락 학설을 통해 침술의 중요성과 필요성을 이해하고, 경혈의 위치와 선택 원칙에 대한 지식을 얻을 수 있습니다.

    책의 후반부에서는 레이저 침술이 적용될 수 있는 다양한 치료 분야에 대해 탐구합니다. 내과, 소아과, 외과, 피부과, 부인과, 안과, 이비인후과, 구강과 등의 전문 분야에 대해 상세하게 설명하며, 각각의 질병에 레이저 침술을 적용하는 방법을 제시합니다.

    마지막으로, 부록에서는 저주파 전기치료법과 상용혈위에 대해 추가로 설명합니다. 이 부분은 레이저 침술에 대한 보다 폭넓은 이해와 응용을 위한 중요한 자료입니다.

    이 책은 레이저 침술에 대한 깊이 있는 이해를 원하는 전문가, 학생, 혹은 일반 독자에게 모두 유용한 자료가 될 것입니다. 어려운 주제를 쉽게 설명하면서도 학문적 근거를 바탕으로 했다는 점에서 매우 추천할 만한 자료입니다.

추천사

"레이저 침술, 즉 레이저를 이용한 치료 방법에 대한 체계적인 가이드를 제공하는 이 책은 기본 이론부터 실제 케이스 스터디까지 다룹니다. 레이저와 경혈을 복합적으로 활용하여 체계적이고 포괄적인 이해를 독자에게 제공합니다.

이 책의 주요 주제는 '빛의 힘으로 치유한다'는 것으로, Low-Level Laser 침술 효과를 소개하고 국내에 이 기술을 보급하고자 합니다. 전문가와 일반인 모두가 레이저 침술의 잠재력을 이해하고 활용하는 방법을 배울 수 있습니다.

독특한 점 중 하나는 독자가 레이저 침술을 스스로 적용할 수 있는 방법을 제공한다는 것입니다. 그래서 이 책은 전문가뿐만 아니라 일반인에게도 실용적인 안내서 역할을 합니다.

빛을 이용한 치료는 1904년 덴마크의 Niels Finsen이 UV 빛을 이용한 치료로 노벨상을 수상한 이후 100년 이상의 연구와 발전을 거쳐 왔습니다. 이제는 더 넓은 영역에서 레이저 침술의 활용이 기대됩니다. 이 책은 한국 독자들에게 그 가능성을 소개하고자 합니다.

'광역학 레이저 침술 핸드북'은 레이저 침술의 효과를 이해하고 건강을 향상시키기 위해 필요한 정보를 제공합니다. 빛의 힘을 이해하고, 그것이 우리의 건강에 어떻게 도움이 될 수 있는지 체험해보세요."

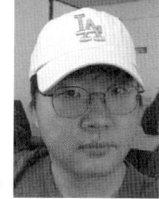

LUXTREAM LAB
대표 **심경환**

내용 개요

레이저 침구 요법은 선진 레이저 기술과 중국의 전통적인 경혈 이론을 결합한 신흥 요법으로서 침구 요법 중의 한 분야입니다. 간단하고 쉬우며 통증이 없고 감염 우려와 같은 부작용이 없다는 장점이 있습니다. 본 책은 레이저 침술 요법의 기능적 메커니즘과 임상 응용을 자세히 소개하였기에 참고할 만한 가치가 있습니다. 침술이나 물리 치료사, 한의사 및 관련 임상 의료진 학습 자료뿐만 아니라 개인이나 가정에서 레이저 침술 치료에 대한 지침으로서 이 책을 활용할 수 있습니다.

전언(前言)

레이저는 1960년대 초에 등장한 주요 기술로 20세기 4대 발명품(레이저, 반도체, 원자력, 전자 컴퓨터) 중 하나로 꼽힙니다.

1960년, 미국 Maiman은 최초의 루비 레이저를 만들었고, 6개월 후에 Gavan은 최초의 가스 레이저 He-Ne 레이저를 개발했습니다. 그 후 Nd^{3+}-YAG 레이저, Ar10 레이저, He-Cd 레이저, CO_2 레이저, N_2 레이저 등과 같은 새로운 레이저가 빠르게 발전했습니다. 특히 반도체레이저는 수명이 길고 무게가 가벼울 뿐만 아니라 전기광학변환효율과 광출력이 높습니다. 또한 냉각이 필요 없고 조작이 간편하고 휴대가 간편합니다. 파장범위는 가시광선의 630nm, 650nm, 680nm, 적외선의 808nm, 810nm, 830nm를 포함하고 있어 반도체레이저는 현재 가장 널리 사용되는 레이저가 되었습니다.

오늘날 강력한 레이저는 안과에서도 사용하며 레이저 중재 치료, 레이저 내시경 치료, 레이저 광역학 치료, 선택적 광열 미용의료 등 다방면에서 성숙한 단계에 이르렀습니다.

레이저 침술 치료는 선진 레이저 기술과 중국의 전통 경혈 이론을 결합한 신흥 요법으로서 침술 요법의 혁신입니다. 이는 간편하고 쉽게 실행할 수 있으며 시술 시에 고통이나 감염 등의 부작용이 없다는 장점이 있어 출시되자마자 많은 국내 의료 종사자들의 많은 관심을 불러일으켰습니다.

이 책에는 장기적인 임상 실습에서 빛뜸(光灸, 일명 종합가시관선요법) 요법의 기능적 메커니즘, 치료 용량, 파장 및 시간 등에 대해 탐구하고 논의한 결과를 담았습니다. 이 책의 취지는 레이저 침술 기술의 발전을 개괄하는 기초 위에 레이저 침술이 앞으로도 발전하여 이 치료법이 많은 환자에게 더 잘 쓰일 수 있도록 하는 것입니다.

저자

목록

기초편

제1장 개요
1. 정의
2. 레이저 침술의 특징
3. 레이저 침술에 주로 쓰이는 레이저

제2장 레이저 침술 치료 기초
제1절 레이저의 생물학적 효과
1. 열 효과
2. 압력 효과
3. 광화학 효과
4. 전류 자기 효과
5. 광자극 효과

제2절 약한 레이저(Low-Level Laser)가 인체 조직에 미치는 영향
1. 신경계에 대한 영향
2. 심혈 관계에 대한 영향
3. 호흡계에 대한 영향
4. 피부와 상처 유합에 대한 영향
5. 혈액계에 대한 영향
6. 레이저의 항균작용
7. 레이저의 진통작용
8. 소화계에 대한 영향
9. 골격에 대한 영향
10. 면역기능에 대한 영향
11. 내분비선에 대한 영향
12. 미세순환에 대한 영향

제3절 레이저 침술 치료의 이론적 기초
1. 세포 특이성
2. 이상세포 또는 조직에 대한 조절 작용
3. 상호성 규칙 불성립
4. 쌍방향 조절 작용
5. 신호 전달 작용
6. 핵심 유전자 활동의 조절 작용
7. 비공진 작용

제3장 경락과 경혈(수혈)

제1절 경락학설
1. 경락이란 무엇인가
2. 경락체계의 구성
3. 경락의 기능
4. 경락의 실체는 사람의 마음을 사로잡는 서스펜스

제2절 경혈
1. 경혈의 분류
2. 경혈 위치 결정법
3. 경혈의 선택 원칙
4. 레이저 침술의 근거

제3절 14경혈 중 레이저 상용혈 위치
1. 수태음폐경
2. 수양명대장경
3. 족양명위경
4. 족태음비경
5. 수소음심경
6. 수태양소장경
7. 족태양방광경
8. 족소음신경
9. 수궐음심포경
10. 수소양삼초경
11. 족소양담경
12. 족궐음간경
13. 임맥
14. 독맥

치료편

제4장 내과
1. 결혈성 심장병(허혈성 심장 질환)
2. 고혈압병
3. 호흡기 감염
4. 기관지 천식
5. 기관지염
6. 만성 위염
7. 위하수(위의 위치 이상 증세)
8. 만성 설사
9. 바이러스성 간염
10. 간경화
11. 만성 담낭염
12. 만성 췌장염
13. 만성 신장 질병
14. 백혈구감소
15. 고지혈증
16. 갑상선 기능 항진증
17. 편두통
18. 삼차 신경통
19. 얼굴 근육 틱장애(발작성 얼굴근육 경련)
20. 후두 신경통
21. 늑간 신경통
22. 상완총 신경통
23. 좌골 신경통
24. 뇌성마비
25. 결혈성뇌병(허혈성 뇌병증)
26. 혈관성치매
27. 외측 대퇴부 피부신경염
28. 레이저 침술 금연
29. 레이저 침술 다이어트

제5장 소아과

1. 소아염식증
2. 소아야뇨증
3. 영유아설사
4. 유행성 이하선염
5. 소아 호흡기 염증 (기관지염증, 폐렴)
6. 아동 포진성 구순염
7. 신생아 경화부종
8. 아동 고환 비틀림
9. 아동 화농성 골수염

제6장 외과

1. 급성염증
2. 어깨관절주위염
3. 경추증
4. 요추 간판 탈출증
5. 류마티스 관절염
6. 골성관절염
7. 골절
8. 연조직 손상
9. 근육통
10. 전립선 비대증
11. 급만성 관절손상
12. 화상
13. 담석증

제7장 피부과

1. 바이러스성 피부병
2. 피부궤양
3. 구균성 화농성 질환
4. 습진
5. 신경성 피부염
6. 원형 탈모증
7. 심마진 (두드러기)
8. 마른버짐 (건선)
9. 여드름
10. 대상포진

제8장 부인과

1. 만성 골반염(만성 골반 염증성 질환)
2. 태위 이상
3. 월경통
4. 기능성 자궁 출혈
5. 외음부 영양불량 변화 (여성 외음부 백색 병변)
6. 산후요저류(출산 후 요실금)
7. 무배란형 불임증
8. 자궁 이완
9. 산후최유(출산 후 젖유도)
10. 수술후 상처통증
11. 임신 고혈압 증후군 (임신중독증)
12. 기타 외음부 질병

제9장 안과
1. 안와신경통
2. 약시
3. 청소년 근시
4. 외안의 염증

제10장 이비인후과
1. 외이질병
2. 분비성 중이염
3. 급성 화농성 중이염
4. 삼출성 중이염
5. 메니에르 증후군 (메니에르병)
6. 안면신경마비 (벨마비)
7. 발작성 안면근육 경련
8. 비인후 염증
9. 알레르기성 비염
10. 후각상실증
11. 돌발성 난청 및 이명

제11장 구강과
1. 턱 관절 장애 증후군
2. 외상성 저작근 경련
3. 재발성 구창
4. 구강점막염증
5. 건조와 (발치와)
6. 편평태선과 경구백반증

부록

부록A 저주파 전기치료법
1. 정의
2. 저주파 전기요법의 특징
3. 저주파 전류의 분류
4. 저주파 전류의 인체 작용 및 임상 의의
5. 저주파 펄스 전류의 치료방법
6. 저주파 펄스 전기 요법의 적응증
7. 저주파 전기요법의 금기증

부록B 상용혈위 간략소개
1. 고지혈증
2. 과점조증후군
3. 불면증
4. 경도인지장애(MCI) – 건망증
5. 알츠하이머병(AD)
6. 파키슨병(PD)
7. 편두통
8. 뇌혈관 사고 후유증 (뇌졸중 후유증)
9. 고혈압
10. 관심병(관상동맥성심질환)
11. 기관지천식
12. 당뇨병
13. 뇌졸중 후 우울증

부록C 파장별 레이저 효과

참고문헌

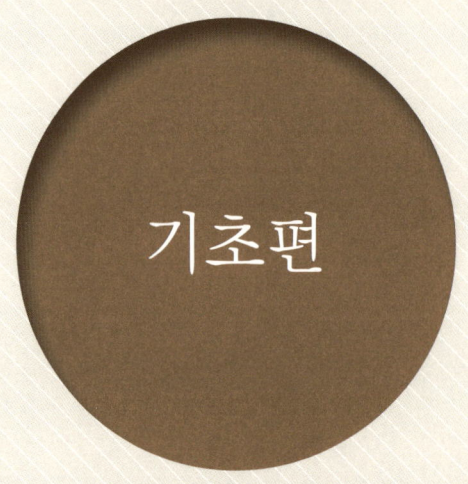

기초편

제1장 개요

제2장 레이저 침술 치료 기초
　　　　　제1절 레이저의 생물학적 효과
　　　　　제2절 약한 레이저가 인체조직에 미치는 영향
　　　　　제3절 레이저 침술 치료의 이론기초

제3장 경락과 경혈
　　　　　제1절 경락학설
　　　　　제2절 경혈
　　　　　제3절 14경혈중 레이저 상용혈 위치

CHAPTER 1

제1장 • 개요

　1700년의 역사를 가진 고대 중국 의학자들은 기적적으로 혈자리 분포의 법칙을 총괄 정리하고 침구 의학의 중요한 경혈 이론을 창조하였습니다. 경락학설은 고대인들이 질병과 싸웠던 경험을 총결산한 것으로 오랜 시간 점차 형성 및 발전되어 왔습니다.

　전국시대에 쓰여진 최초의 경락학설 저서인 《황제내경(黃帝內經)》은 영추(靈樞)와 소문(素問) 두 편 등 모두 162편으로, 적지 않은 장에 경락 이론에 대한 상세한 기록이 있으나 이에 상응하는 경혈의 내용은 많이 기록되어 있지 않습니다. 진한(秦)과 한나라(漢)에 즈음하여 중국 최초의 경혈(穴专) 전문 저서인 《황제명당경(黃帝明堂經)》을 편찬하였는데, 이 책에는 모두 349개의 경혈의 부위와 주요 치료(主治) 등의 내용이 수록되어 있습니다. 이후 전한의 난경과 동한 장중경의 《상한잡병론》은 경락학설을 발전시켰으며, 진나라 때 황보정이 쓴 《침구갑을경》은 경락학설을 더욱 발전시켰습니다. 송나라 왕이

유일하게 편찬한 《동인경혈침구도경》은 중국 최초의 침구경혈도감이며 당대에 최초로 동인침구경혈모형 2구를 주조하여 중국 침구학 발전에 불을 지폈습니다. 명나라에 이르러 침구경락학설이 비약적으로 발전하여 양지주가 편찬한 《침구대성집》은 명나라 이전의 침구 의학을 집대성하였습니다. 중화인민공화국 성립 이후 경락학에 대한 연구는 활발히 진행되어 방사성 핵종의 방법, 적외선 열화상 카메라, 경혈 음향 방출 신호의 검측, 체표면 초약냉광(체표면의 차가운 빛의 발광정도를 확인하는 방법, 부위별로 발광 강도가 다르며, 정혈의 발광 강도는 다른 혈 또는 비혈 부위보다 강합니다) 기록 등 현대 과학 방법으로도 논의하여 모두 유의미한 관찰 결과를 얻었습니다.

침술법에서도 귀침요법, 두침요법, 자락요법, 전기침요법, 화침요법, 피하매침법, 경혈주사, 경혈매선요법, 경혈자기요법, 할치요법, 도치요법, 소침도요법, 전기자극요법, 약물이온경혈삼투요법, 자외선경혈조사요법 등이 발전하여 경혈치료법을 크게 풍부하게 하였습니다.

레이저 침술 요법은 중의학 경락 이론의 변증론 치료 사상의 지도하에 레이저를 사용하여 경혈을 조사함으로써 질병 예방, 치료 및 건강 관리 역할을 하는 치료 방법입니다. 1960년 미국 Maiman은 가장 먼저 루비 레이저를 개발했고, 1961년 Gavan은 He-Ne레이저를 개발했으며, 이후 헬륨 카드뮴 레이저, 질소 분자 레이저, Nd^{3+}-YAG 레이저, CO_2 레이저 및 반도체 레이저 등을 개발했습니다. 그리고 이러한 레이저들은 레이저 침술 치료에 지속적으로 사용되었습니다. 1966년 헝가리의 Mester는 약한 레이저(Low-Level Laser)가 생물학적 자극 효과가 있다고 제안했고, 1970년대 초 YtemypaToBa는 He-Ne 레이저 조사로 고혈압 환자를 치료한 118건의 사례 중 108건의 사례가 정상 혈압으로 돌아왔다고 보도했습니다. 1971년 BykroBckий는 He-Ne 레이저 조사로 자궁부건염 68건을 치료하여, 54건에서 완치를 확인하였습니다. 1972년 BopoHuHa는 He-Ne 레이저를 사용하여 기관지염을 21건 치료하여, 21건 모두 좋은 즉각적인 치료 효과 및 폐활량이 30% 증가했다고 보고하였습니다. 1976년 Plog가 처음 제안한 '레이저침'은 전통의 침술을 대체하였고 Akuplas는 He-Ne 레이저 침자계를 개발했으며 출력 2mW, 파장 632.8nm으로 작동 방식은 연속적이고 펄스식도 가능하여 펄스 주파수는 0.2~50Hz, 광반 직경은 1mm, 작용 시간은 10~30s로 정확하게 제어할 수 있었습니다. 이 기계에는 정확한 위치 선정을 위해 피부 저항을 표시할 수 있는 계기도 장착되어 있으며 호침으로 치료하던 급성 및 만성 질환 또한 치료할 수 있었습니다.

중국은 침술 요법의 본고장으로 1973년부터 레이저 침술을 임상에 사용하고 있으며 처음에는 He-Ne 레이저를 위주로 치료를 진행하다가 CO_2 레이저, 반도체 레이저, At^+ 레이저, He-Cd 레이저, N_2 레이저 등으로 발전했습니다. 레이저의 파장이 다르면 생물학적 효과도 달랐는데, 예를 들어 He-Ne 레이저와 650nm 반도체 레이저의 경우 신체에 주로 광화학적으로 작용하여 세포의 미토콘드리아와 망막 추상세포에 대한 작용이 뚜렷했습니다. CO_2 레이저와 830nm 반도체 레이저의 경우 파장이 적외선 레이저로 주로 열 효과를 내었고, Nd^{3+}-YAG 레이저는 투과력이 강해 열 효과가 깊은 혈자리에 도달할 수 있기 때문에 이런 종류의 레이저는 뜸 작용을 하는 데 쓰였습니다. Ar^+는 녹색 레이저로 빨간색과 보색이기 때문에 혈액이 많은 경혈에 더 효과적이며 He-Cd는 청색 레이저로 진정 효과가 있어 고혈압과 신경쇠약 환자에게 효과적이고 N_2 분자 레이저는 자외선 레이저로 표면이 얕은 경혈에 좋은 영향을 미칩니다.

현재 레이저 침술은 내과, 외과, 신경내과, 산부인과, 소아과, 오관과(귀, 코, 인후, 눈, 구강 기관)등 200여 가지 질병을 치료하는 등 임상 각 과목에서 사용되어 좋은 결과를 얻었습니다.

1. 정의

　레이저 침술은 약한 레이저(Low-Level Laser) 빔으로 직접 초점을 맞추거나 빔을 확장하여 경혈에 효과적인 광화학 또는 광열 자극을 주는 것을 말합니다. 이 레이저 침술 요법은 중의학 이론에 기초한 전반적인 자연 요법으로서 경락 이론을 바탕으로 합니다. 현대 레이저 기술을 통해 전통적인 침술 경혈을 조사하여 경락을 소통시키고 내장의 기를 조절하고 혈을 활성화하여 약한 기운을 바로잡고 (부정거사(扶正祛邪)) 질병을 치료합니다.

2. 레이저 침술의 특징

　레이저 침술은 침술과 같은 효과를 가지며 무통, 무균, 안전 등의 특징을 가지고 있습니다. 침술 중 가끔 바늘이 구부러지거나 접혀서 몸에 박힌 침이 뽑히지 않는 현상, 침을 꽂고 있는 동안 실신하는 현상, 중요한 장기 손상, 침을 놓아서는 안 되는 위치에 침을 놓는 행위 등이 존재하지 않습니다. 또한 AIDS, 간염 등 침술로 인한 감염이 발생하지 않습니다.

　레이저 침술과 호침(일반 침술)은 모두 경혈 자극을 통해 치료 효과를 얻지만 레이저 침술은 빛에너지를, 호침(일반 침술)은 기계적 에너지를, 쑥뜸(艾灸)은 얕은 표면에 열에너지와 약물을 이용합니다. 그리고 레이저 침술은 빛에너지를 열에너지로 변환하여 광화학 및 광열 작용을 합니다. 붉은 빛의 He-Ne 레이저와 반도체 레이저는 열 투과력이 더 깊고 약 5mW의 출력이면 피부 온도가 겨우 0.8~2℃정도 오르는데 그치므로 광화학적 효과 외에도 가벼운 뜸 효과를 줄 수 있습니다. CO_2 레이저 또는 810nm 반도체 레이저의 열 효과는 혈에서 더 분명한 효과가 나타나며, 레이저가 펄스 출력이면 충격

파의 기계적 에너지가 더 명확히 나타납니다.

　레이저 침술 치료로 인해 발생하는 뻐근함, 저림, 팽만감, 통증 등의 득기감(침을 놓을 때 환자와 의사가 느끼는 감각, 침을 제대로 맞으면 느끼게 되는 감각)은 일반적인 침술 치료보다 적기 때문에 노인, 어린이, 허약, 어지럼증 환자에게 매우 적합하므로 침술치료의 보충요법으로 사용할 수 있습니다.

　레이저 치료는 눈에 직접 조사되어서는 안 되는 것(황반변성, 약시, 중심성 망막염 등 눈병 환자)을 제외하고 명백한 금혈이 없습니다. 예를 들어 레이저 침술은 신궐혈에 직접 조사하여 영유아의 설사 등의 질병을 치료할 수 있지만 침 치료는 할 수 없습니다. 또한 레이저 침술은 혈관의 경혈에 레이저를 직접 조사하여 혈관의 다양한 인자를 활성화하여 치료 목적을 달성할 수 있으나, 침술은 방혈 요법 치료와 뜸 치료 외에는 치료를 진행할 수 없습니다.

　레이저 침술은 레이저와 레이저 튜브(캐뉼라) 바늘과 같은 관련 부속품이 필요합니다. 부속품은 가격이 비싸고 침술만큼 조작이 편리하지 않으며 혈자리가 쉽게 바뀌기 때문에 침술 의사가 받아들이지 않는 경우가 많습니다. 특히 환도혈 등과 같은 일부 깊은 경혈은 레이저 투과만으로 해당 깊이에 도달하기 어려워 기존의 침술 요법을 대체할 수 없으므로 보충 치료 방법으로만 사용할 수 있습니다.

　레이저 침술은 임상 치료에 매우 효과적이지만 그 기능적 메커니즘에 대한 연구는 아직 성숙하지 않아 더 많은 연구가 필요합니다. 또한 레이저의 용량, 조사 시간, 레이저 조사의 '보(補)함'과 '사(泻)함', 레이저 조사의 혈자리 선택, 깊이 조절, 침을 놓는 방식 등은 치료 중 개별적인 요구를 달성하기 위해 표준화 및 과학화가 필요합니다.

3. 레이저 침술 치료에 주로 쓰는 레이저 기기

1. He-Ne 레이저는 632.8nm의 파장을 갖는 적색광의 He-Ne 가스 혼합물이며 가장 처음으로 사용된 레이저 침술 기기입니다. 체적이 조금 커서 병원에서만 사용 가능하며, 발산각이 5mm에 불과하고 에너지가 고도로 집중되어 있어 레이저 출력에 따라 침투 조직의 깊이가 결정됩니다. 출력이 3.5mW인 He-Ne 레이저의 침투 깊이는 6~8mm이고 출력이 7mW일 때 최대 침투 깊이는 8~10mm에 도달합니다.

2. 인듐-갈륨-알루미늄(Indium Gallium Aluminum을 기반으로 하는 반도체 레이저) 레이저의 파장은 632.8-635nm이며 현재 점차적으로 He-Ne 레이저, 적색광을 대체하고 있습니다. 병원에서만 사용하다가 체적이 작고 출력이 He-Ne 레이저와 비슷해 개인과 가정에서도 사용하기 시작했습니다.

3. 갈륨-인듐(Gallium Indium, GaIn) 및 갈륨-인듐-알루미늄(Gallium Indium Aluminium, GaInAl)레이저의 파장은 650nm이며 적색광이고 작고 정교해 개인 및 가정에서 사용하기에 적합합니다. 가격이 저렴하고 출력이 He-Ne 레이저보다 높아 He-Ne레이저를 대체하고 있습니다.

4. 갈륨-알루미늄-옥 (갈륨 알루미늄 아르세나이드(Gallium Aluminum Arsenide, GaAlAs) 레이저의 파장은 780~890nm이고 근적외선이며 침투 깊이는 가시광선보다 깊어 35mm에 도달할 수 있고 피부의 바깥 둘레는 55mm까지 도달할 수 있습니다. 가격이 저렴하고 진통 효과가 가장 좋으며 상처 치유 촉진에도 사용할 수 있고 현재 해외에서 비교적 유행하고 있습니다. 또한 깊은 경혈이나 아시혈을 조사할 수 있으며 열뜸으로 사용할 수 있고 허한성 위병, 복통, 복부팽만, 설사, 냉풍에 의한 감기, 류머티즘성 관절염 등에 적합합니다.

5. 갈륨-비소(Gallium Arsenide, GaAs) 레이저 파장은 904nm이고 침투 깊이는 더 깊으며 펄스 형식을 사용하면 레이저가 깊은 조직에 도달하거나 연속 형식을 사용할 수 있습니다.

6. N_2 레이저 파장은 337.1nm로 펄스 출력이고 출력 레이저는 자외선입니다. 단색성이 좋고 스펙트럼 선폭이 좁아 펄스 폭도 좁으며 일반적으로 6-10ns이고, 최단 0.4ns이며, 출력 피크가 매우 높아 수십 mW에 도달할 수 있습니다. 편도선염, 인두염 등의 경혈조사 치료, 백반증, 건선(우피선) 등의 국소 조사치료에 임상적으로 사용되지만 가격이 비싸 널리 사용되지 않습니다.

7. Ar^+ 레이저의 파장은 514.5nm와 488.0nm이며 최대 출력은 150W에 달할 수 있습니다. 경혈 조사로 하반신 마비 환자의 치료에 사용되는 것으로 임상 보고되었으나, 비용이 많이 들기에 널리 사용되지 않습니다.

8. He-Cd 레이저 파장은 441.6nm이고, 출력 수십~100mW의 성능을 지니며 금속 이온 레이저로 고혈압, 신경쇠약 등의 치료에 임상적으로 사용되며 진통 및 진정 효과가 적색 레이저보다 우수합니다.

9. Nd^{3+}-YAG 레이저는 파장이 $1.06\mu m$로 근적외선에 속하며 출력이 수백 mW에 달하고 조직에 대한 침투력이 가장 깊기 때문에 깊은 혈 조사에 많이 사용되나 가격이 비싸 임상 적용도 보편적이지 않습니다.

10. CO_2 레이저의 파장은 $10.6\mu m$로 중적외선 출력에 속하며 출력은 최대 수백 mW에 도달할 수 있습니다. 조직에 대한 작용이 적고 정상 조직에 대한 손실이 적기 때문에 임상적으로 더 일반적으로 사용됩니다. 레이저 침구에 사용할 때 열 효과가 비교적 뚜렷하기 때문에 광뜸으로 자주 사용됩니다. 임상적으로는 레이저 메스로 적합합니다. 하지만 부피가 크고 조작이 불편해 최근 반도체 레이저로 대체되었습니다.

위의 10가지 레이저 중 상위 5개는 현재 병원과 가정에서 레이저 침술에 많이 사용되고 있으며, 하위 5개는 부피가 크고 가격이 약간 비싸며 조작이 불편한 등의 요인으로 인해 점차 다른 종류의 레이저로 대체되고 있습니다.

CHAPTER 2

제2장 • 레이저 침술치료의 기초

레이저는 밝기가 세며(큰 에너지), 방향성(높은 집중도, 작은 발산각), 단색성(비교적 좁은 스펙트럼 폭, 단일 파장), 일관성 등이 좋아 일반적인 빛에는 없는 특성을 가지고 있습니다. 레이저의 4가지 특성으로 인해 생물학적 물질에 조사되어 상호 작용할 때 동일한 파장의 일반 빛에 의한 생물학적 효과 외에도 열 효과, 압력 효과, 광화학 효과, 전자기 효과 및 광자극 효과를 포함하여 고유한 생물학적 효과를 유발할 수 있습니다.

제1절   레이저의 생물학적 효과

1. 열 효과

열은 주로 가시광선과 적외선 대역의 레이저 방사선에 의해 발생하는 효과입니다. 레이저가 생물학적 조직에 조사되면 레이저의 광양자 에너지는 생물학적 조직의 분자에 의해 흡수되고, 흡수된 빛은 생물학적 분자 자체의 진동과 회전을 심화시키는 동시에 자극된 분자와 주변 분자의 충돌을 심화시킵니다. 분자의 운동이 증가하면 조사된 국소 조직이 점차 가열됩니다. 특히 조직 세포에는 다양한 색소(멜라닌, 헤모글로빈, 카로틴 등)가 포함되어 있어 빛에너지의 흡수를 증가시키고 생물학적 조직의 변화를 촉진합니다.

레이저 침술은 약한 레이저(Low-Level Laser)를 사용하기 때문에 조직 세포에 돌이킬 수 없는 손상을 일으키지 않지만 신체에 일련의 생리적, 생화학적 변화를 일으켜 질병을 치료하는 목적을 달성할 수 있고 국부적인 온도만 1~20C 상승시키고 약간의 온열감을 줍니다. 1~2mW의 He-Ne 레이저 또는 반도체 레이저를 사용하여 절개된 피부에 조사하면 조사 부위의 평균 온도가 0.05~0.10C 증가할 수 있습니다. 일례로 영향혈과 협차혈을 5분 동안 조사한 뒤 일부의 온도가 1.5~50C 증가하였는데, 이러한 온도 상승은 혈액순환을 촉진하고 효소 반응을 가속화시켜 질병 회복에 도움을 주기에 충분합니다. 열의 흡수를 유발하는 이러한 화학 반응을 열화학 반응이라고 부릅니다.

2. 압력 효과

생물학적 조직이 레이저에 노출되어 광양자가 표면에 충돌하여 발생하는 압력을 광압이라고 부릅니다. 일반적인 광압은 무시할 수 있지만 레이저 침술의 광압은 매우 미약함에도 집중하면 출력이 강화됩니다. 특히 펄스 레이저가 조직에 작용하면 광압이 몇 배로 증가할 수 있으므로 레이저 침술은 적절한 펄스를 선택하여야 합니다. 예를 들어 펄스 주파수를 8~13Hz로 설정하면 수면파(REM)와 일치하여 깊은 수면을 촉진할 수 있습니다. 60~70Hz로 설정하면 심장 질환의 치료 효과를 높일 수 있습니다.

3. 광화학적 효과

분자가 광양자를 흡수하면 해당 분자가 전자 여기(흥분) 상태로 변화할 수 있으며, 이 여기 상태(양자역학적 상태 중 바닥상태를 제외하고 이보다 에너지가 높은 상태) 분자가 고에너지 수준에서 기저 상태(양자론에서, 분자, 원자, 원자핵 따위를 포함한 어떤 계의 상태 가운데에서 에너지가 가장 낮고 안정된 상태)로 돌아오면 에너지가 방출되어 분자 결합이 끊어지고 결합이 형성되는 화학 반응을 생성할 수 있는데, 이러한 반응을 광화학 반응이라고 합니다.

생물학적 조직의 경우 일반적인 광화학 반응은 생명 생존에 필요한 일종의 에너지 저장 방법입니다. 그리고 레이저 에너지는 생물학적 조직을 파괴할 만큼 크지 않고 열 효과 및 압력 효과가 지배적이지 않아 생물학적 조직의 주요 광화학 반응과 유사합니다. 이 광화학 반응은 원자, 분자, 자유 라디칼을 유도하여 생성할 수 있으며, 이들은 효소의 활성을 증가시킬 수 있는데, 예를 들어 약한 레이저(Low-Level Laser) 조사 후 카탈라아제 활성을 증가시키고 Na^+-K^+-ATP효소(나트륨-칼륨 펌프) 활성을 증가시켜 신체의 대사 기능을 변화시키고 신진대사를 촉진하며 질병의 치유(세포의 정상적인 기능을 유지)를 촉진할 수 있습니다.

4. 전류 자기 효과

레이저는 전자파에 속하고 생물학적 물질과 상호 작용하면 전자기 효과를 일으키며 전자기장의 강도는 레이저 복사 에너지의 크기에 따라 다릅니다.

레이저 침술에 사용되는 레이저의 출력은 매우 작지만 생성된 전자기장의 힘은 막 수용체, 막 표면 전하, 막 지질 2중층, 막 단백질 등을 포함하여 세포막의 형태를 변화시킵니다. 이로 인해 막 표면의 음전하가 증가되고 적혈구와 혈소판의 응집성을 감소시키며 적혈구의 침강 속도(ESR test: 높은 수준의 염증이 있으면↑)를 늦추고 혈액 점도를 감소시킵니다.

양응평은 전자기 효과의 관점에서 레이저 침술의 기능적 메커니즘을 연구하면서 레이저 전자기장의 작용이 혈의 세포를 자극하고 활동전위를 생성하여 경락을 따라 전위를 인체의 장기로 전달한다고 보았습니다. 이는 신체의 내분비를 강화하고 신진대사를 가속화하여 질병을 치료하는 목적을 달성한다고 보았습니다.

5. 광자극 효과

레이저 침술은 약한 레이저(Low-Level Laser)를 사용하여 신체 조직에 손상을 일으키지 않지만 병소가 있는 조직의 정상 회복을 촉진할 수 있습니다. 동물 실험 및 임상에서 많은 데이터 보고가 있는데, 이러한 효과는 레이저의 열 및 비열 효과가 조직 및 세포에 손상을 일으키는 것으로 설명할 수 없으며 레이저의 압력, 광화학 및 전자기 효과로도 완전히 설명할 수 없습니다. 그렇다면 무엇이 작용하는 것일까요? 이는 빛의 자극 효과로 귀결됩니다. 따라서 언급하는 조사량(방사선 에너지 유동, J/cm^2) 또는 조사도(방사선 에너지 유동율, W/cm^2)는 생물학적 조직에 최소한의 급성 손상을 일으키지 않으면서 자극 또는 억제 효과가 있는 정도의 레이저를 말하며 이를 약한 레이저(Low-Level Laser)라 칭하고 이 약한 레이저(Low-Level Laser)가 만들어내는 생물학적 효과는 빛 자극의 결과로 봅니다.

제2절 약한 레이저(Low-Level Laser)가 인체 조직에 미치는 영향

1. 신경계에 미치는 영향

1. 중추신경에 미치는 영향: 효소 활성의 변화가 조직학적 변화보다 먼저이기 때문에 뇌 조직에 레이저를 직접 조사하여 효소의 활성을 관찰하였으며, 실험 결과 레이저 조사가 뇌 조직 효소 활성에 미치는 영향이 조사 시간과 관련이 있음이 입증되었습니다. 조사 10분 후, 각종 효소 활성의 변화가 가장 크며, 조사를 계속하면 효소 활성이 정상적으로 변하는 경향이 발견되었습니다. 또한 다양한 파장의 레이저와 레이저 조사량, 조사 면적과도 관련이 있음을 알 수 있었습니다.

쥐의 뇌 피질의 균질액에 He-Ne 레이저를 1~15분간 조사한 결과 보효소 I-글루탐산(I-glutamate) 탈수소효소(dehydrogenase), 아스파르트산 아미노기전달효소(aspartate aminotransferase)는 10분일 때 활성이 가장 높아 대조군보다 39% 증가하였으며, 트리카르복실산 회로의 탈수소효소 활성 변화, 예를 들어 α-케토글루타레이트 탈수소효소 및 호퍼레이트 탈수소효소의 활성은 6분간 증가하였고 30분이 지나자 정상 범위로 떨어졌습니다.

그럼 생체 표면에 대한 조사도 효소의 활성에 영향을 미칠 수 있을까요? 루비 레이저와 He-Ne 레이저를 사용하여 쥐의 두개골 상단 또는 이갑개 부위에 조사하자, 조사 30분 후 뇌 조직의 트리카르복실산 회로에서 효소 활성이 뚜렷하게 변화하여 레이저 조사가 내장기관에 영향이 없이 효소 활성을 변화시킬 수 있음을 나타내었습니다.

동물 실험 결과에서 약한 레이저(Low-Level Laser) 조사의 자극 또는 억제 효과는 세포에서부터 전신에 이르기까지 모두 가역적이고 조절적 성격을 띠었습니다. 레이저 조사 효과의 지속 시간은 제한되기에 치료 시 1일 여러 번 조사하는 것이 적합함을 알 수 있었습니다.

Chechu Li는 He-Ne 레이저를 사용하여 토끼의 두개골 상단에 5분간 조사하였을 때 토끼의 뇌피질 전기 활성은 변하지 않았으며, 30분간 조사하였을 때 감각 및 운동피질에 느린 파동(주파수 0.8~3Hz의 델타 파동)이 나타났으나 대조군은 변화가 없음을 발견하였습니다.

뇌혈관질환 초기 환자는 θ파가 증가하는데, 레이저를 사용해 혈액에 45분간 조사한 후 총 뇌파출력은 0.98배, α파는 58.76% 증가하고, θ파는 22.6% 감소하였습니다. 시간을 늘리거나 줄여도 추가적인 변화는 없었으며 전력 2~10mW에서의 효과도 동일하였습니다. 조사 1~2시간 후 총출력은 여전히 기준치보다 0.7배 높았고, α파는 43.7% 증가하고, θ파는 17.1% 감소하여 뇌혈액순환이 크게 개선되었음을 알 수 있었습니다. 예를 들어, 레이저 조사와 동시에 혈관 확장 및 미세 순환 개선 약물을 사용하면 총 출력이 0.6~1.1배 증가하고, θ파가 31.46% 감소하고, α파가 64.1% 증가하여 약물 및 레이저 조사 치료가 시너지 효과가 있음을 나타내었습니다.

Vishnevskii는 토끼의 척수를 절단하여 절단된 하부에 경련성 하반신 마비를 일으킨 다음 20W CO_2 레이저를 사용하여 산광(분산된 빛) 조사를 진행하였고 5~8일 후 국부마비된 동물이 크게 개선되었습니다.

2. 신경절에 미치는 영향: Rakhishev 등은 5mW He-Ne 레이저를 사용하여 고양이의 익구개 신경절(눈물샘, 코 점막 및 경구개 말초 신경 중심)에 30초 동안 조사했으며 신경절의 생체 전기 발광 강도는 대조군보다 40~50% 떨어졌지만 3분 동안 조사하니 생체 전기 발광 강도가 120%~160% 증가했습니다.

건강한 개 4마리에 메타라미놀(Metaraminol)을 근육 주사하거나 정맥 주사하여 혈압을 높인 후 개 목의 신경절에 레이저를 조사하면 혈압이

5-9mmHg 빠르게 감소하였습니다.

3. 자율신경계에 미치는 영향: 0.4ml 1:10000 아드레날린을 사용해 고혈압을 유발한 동물의 경우 감압신경, 미주신경, 교감신경에 레이저를 조사하면 혈압 강하 시간이 자연 강하 시간보다 31분 4초 단축되어 혈압을 낮출 수 있었습니다.

Rakhishev등은 He-Ne 레이저를 사용하여 체신경을 조사하면 재생 과정을 가속화할 수 있다고 보고했습니다. 실험에서는 쥐의 오른쪽 좌골신경의 1/3을 절단한 후 신경외막을 봉합하여 피부표면에 방사선 에너지 유량(출력밀도)이 5mW/cm^{2}인 He-Ne 레이저를 매회 5초, 1일 1회, 총 15일 동안 조사하였더니, 조직학적 검사에서 신생 축삭의 성장이 자극되고 신경수초 형성이 가속화되며 골격근 신경의 재지배가 가속되어 He-Ne 레이저가 절단된 좌골 신경의 재생에 자극 효과가 있음을 나타냅니다.

He-Ne 레이저와 말초 신경의 관계를 연구한 결과, 내관혈에 대한 레이저 조사 효과가 정중 신경과 관련이 있음을 발견하였습니다. 그들은 우선 고양이의 정중신경을 절단한 다음 내관혈을 조사했지만 근전도에는 변화가 없었고 절단된 정중신경의 근심단(심장에서 나오는 동맥혈관이 모세혈관으로 갈라진 후 정맥혈관으로 합류하여 심장으로 되돌아오는데, 이것이 심장에서 가까우면 근심단, 멀면 원심단)을 조사했을 때 정중신경을 절단하기 전 레이저가 내관혈을 조사한 것과 유사한 근전도 변화가 나타났습니다.

임상적으로 약한 레이저(Low-Level Laser)를 사용하면 척수 손상, 완신경총 신경 손상, 안면 신경 마비, 삼차 신경통, 1차 또는 2차 척추 신경근염, 좌골 신경통, 신경쇠약 등과 같은 신경계 질환을 치료하는 데 분명한 효과가 있었습니다.

2. 심혈관계에 미치는 영향

쥐의 심근을 균질액으로 만들고 He-Ne 레이저를 30분 동안 집광 및 산광 조사를 하였더니 3가지 효소의 활성도가 모두 향상되었습니다. 루비 레이저 또는 He-Ne 레이저를 사용하여 쥐의 두개골 상단 또는 쥐의 귀갑을 조사하면 체표면 조사 후 심근 에너지 대사 효소의 활성이 향상됨이 증명되었습니다. He-Ne 및 He-Cd 레이저 조사와 같은 2가지 다른 레이저를 순차적으로 조사하면 효소 활성을 더 자극할 수 있습니다. 그 이유는 서로 다른 레이저가 세포막의 지질 구조의 다른 부분에 작용하여 시너지 효과를 내기 때문입니다.

He-Ne 레이저를 조사한 후 즉시 손톱주름 미세순환 검사를 하면 미세혈관이 열리고 혈관 직경이 두꺼워지며 혈류 속도가 빨라지는 것이 발견되었습니다.

소련의 чеуроВа는 실험 동물의 눈에 1mW 레이저를 조사하여 전신 혈관 역학의 변화(동맥압의 상승 또는 감소)를 발견하였습니다.

He-Ne 레이저를 쥐의 전흉부 영역과 심장 반사 영역에 조사하면 심근 혈관이 확장되고 심근 미세 순환이 개선되며 혈액 공급이 증가하고 심근 저산소 상태가 개선되었고 Q-T 시간이 연장되고 심박수가 느려지며 콜레스테롤이 감소하였습니다.

토끼의 내관혈에 He-Ne 레이저를 조사하면 심박수가 느려지고 R파 또는 T파가 증가하며 심근의 혈액 순환이 크게 개선되었습니다.

쥐의 한쪽 양계혈을 조사하면 부정맥을 1/3까지 줄일 수 있었습니다. 그리고 양계혈 양쪽 측면에서 혈을 조사하면 심실기전의 수축된 복합체 수가 감소하고 심실세동 발생이 감소함을 알 수 있었습니다.

임상적으로 레이저를 경혈에 조사하여 심혈관 질환을 치료하는 것이 매우 효과적인데, 내관혈을 조사하면 혈중 지질을 낮출 수 있고 임상적으로 고점도혈증 및 고혈압 환자의 경우 레이저 경혈을 조사하여 좋은 결과를 얻었습니다.

이는 주변 혈관 질환의 치료에도 좋은 효과가 있는데 예를 들어 파장 900nm, 15mW 레이저를 허리 교감신경절 투영점과 오금혈에 15~20분간 조사하면 조사 후 30분간 발 근육 조직의 혈류량이 1.8~1.9ml/(min•100g)에서 (2.6±0.2)ml/(min•100g)로 증가하여 이전에 비해 58%~68% 증가합니다. 동시에 하체의 온도도 3~3.3°C 상승하나, 동일한 방법으로 적외선 또는 적색 간섭성 빛은 조사하더라도 레이저 빛을 조사만큼 지표가 개선되지 않았습니다.

당뇨병과 합병증 혈관병 환자에게 He-Ne 레이저 산광으로 24mW(광반 직경 5~7cm) 흉골 밑 1/3, 심장 끝, 좌견비(왼쪽 어깨 아래의 비장 지역) 아래의 위치에 각 1분씩, 하지 끝 3분, 1/d, 13~15회를 1회 치료과정으로 조사하고, 치료 후 박출량은 (34±1.8)ml에서 (56.7±2.8)ml(P<0.05)로 증가하였고, 분당 출력량은 (3±11)L에서 (4.2±0.211)L(P<0.05)로 증가하였으며 총 말초저항은 (0.017 683 ±0.000 921) N • s/cm^{5}에서 (0.016224±0.000 842) N • s/cm^{5}로 감소하였습니다.

3. 호흡기에 미치는 영향

레이저 치료는 호흡기 질환에 상당한 소염 효과가 있으며 폐 기능을 향상시킬 수 있습니다. 먼저 만성폐색성폐질환 환자의 경우 890nm 반도체 레이저를 사용하여 D1~D5 구간과 귀, 손 및 호흡과 관련된 부위에 매일 10개 지점을 조사하고 각 지점을 1~2분간 조사하면 치료 후 폐활량, 최대 날숨 유속, 순간 날숨 유속이 치료 전보다 크게 개선되었습니다.

기관지 천식 및 폐쇄성 기관지염 환자에게 레이저를 5회 조사하였더니, 다양한 폐 공기 순환 지표가 유의미하게 개선되었고, 급성 및 만성 폐농양 환자 레이저 치료 후 백혈구 감소 속도와 총 수량 감소도 대조군에 비해 유의미하게 개선되었으며 백혈구 중독 지수와 평균 혈액 분자 질량은 유의미하게 개선되었습니다.

4. 피부와 상처 치유에 미치는 영향

저출력 레이저 조사는 일반적으로 피부와 조직에 손상을 주지 않습니다. 오스트리아 Bischko는 돼지 피부에 5분 동안 2mW의 He-Ne 레이저를 조사하여 손상 및 염증 반응은 없음을 발견하였습니다.

7mW의 He-Ne 레이저를 기니피그 피부에 조사하거나 25mW의 레이저를 쥐의 간 부위 피부에 조사한 결과도 있는데 매일 10분, 3~17일 동안 피부가 변하지 않았고 간세포도 변하지 않았습니다.

산동 빈저우 의과대학 연구진은 6mW와 24mW He-Ne 레이저를 쥐의 꼬리 피부에 조사했는데 조사 후 표피의 과립층이 크게 증식하고 가시층과 각질층도 증식하여 세포의 신생을 강화하고 육아 조직과 모발의 재생을 촉진됨을 확인할 수 있었습니다.

Zeltser, Makhmudova, Korytnyi 등은 모두 He-Ne 레이저가 토끼, 쥐의 외상, 화상 피부 및 이식된 조직에 조사되면 치유를 가속화하고 결합조직의 증식을 촉진하며 식균 작용을 촉진할 수 있음을 입증했습니다.

Mester와 Feng은 He-Ne 레이저를 쥐에 조사하면 모발 성장을 자극할 수 있음을 증명하였습니다. CO_2 레이저를 기니피그에 20회 조사 후 2일이 지나 관찰한 결과 전신 제모 부위에 짧은 털이 생장하여 대조군과의 균일하고 미세한 차이를 보여주었습니다. 일부 기니피그의 조사 부위 피부에 혈관 충혈이 나타났습니다.

임상적으로 He-Ne 레이저를 사용하여 난치성 궤양을 치료합니다. X선 치료는 장기간 치유되거나 유합되지 않는 궤양, 원형 탈모, 지루성 탈모, 수술 후 상처 치유가 좋지 않은 것, 화상, 동상 등 각종 상처와 피부 질환에 좋은 효과가 있으나 치료 시 레이저 용량 파악에 주의를 기울여야 합니다.

5. 혈액계에 미치는 영향

혈액은 고분자 희석액과 다양한 세포로 구성된 현탁액으로 적혈구, 백혈구, 혈소판 등 형성성분이 있어 전체 혈액량의 약 45%, 무형성 혈장이 55%를 차지합니다. 혈액에는 또한 다양한 비타민, 미네랄, 호르몬, 산소, CO_2, 효소, 당류 및 대사 산물이 포함되어 있습니다. 혈액은 혈관을 흐르며 영양소와 산소를 신체의 다양한 조직과 세포에 지속적으로 공급함과 동시에 신체의 다양한 조직의 대사 산물을 혈액을 통해 신장, 폐 및 기타 배설 기관으로 운반하고 혈액 내 적혈구는 산소와 CO_2를 운반하는 과정에서 중요한 역할을 하여 체내 및 외부 환경의 안정성을 유지합니다.

적혈구의 기능은 주로 헤모글로빈을 통해 이루어지며 적혈구를 생성하는 주요 성분은 철과 단백질입니다. 백혈구는 호중구, 호산구 및 호염구의 3가지 유형으로 나뉩니다. 혈액 내 백혈구의 절반은 혈액순환을 따라 흐르고 나머지 절반은 혈관벽에 붙어 변연 백혈구가 되어 둘 사이에 끊임없이 교환됩니다. 림프구는 주로 B세포와 T세포의 2가지 세포로 구성되어 있는데, 전자는 체액성 면역 기능을 수행하고 후자는 세포성 면역 기능을 수행합니다. 혈소판은 생리학적 조건에서 혈관 내피 세포를 복구하는 역할을 합니다. 혈소판은 아드레날린, 세로토닌 등 물질을 방출하여 국소 혈관 수축을 강화할 수 있습니다. 혈액 내 적혈구의 수는 백혈구와 혈소판의 약 700배로 그 수가 가장 많고 혈장은 물, 전해질(K^+, Ca^{2+}, Mg^{2+}, Cl^-, HCO_3^- 등), 대사산물, 호르몬, 혈장 단백질 등으로 구성되어 있습니다.

혈액 성분의 과도한 변동과 혈액 유변학의 이상은 질병을 야기할 수 있습니다. 또한 약한 레이저(Low-Level Laser)가 인체 표면에 조사되면 일부 혈액 성분에 영향을 미칠 수 있습니다.

첫 번째로 혈액세포에 대한 영향으로 레이저를 작은 쥐의 흉골에 조사한 후 심장에서 혈액을 채취하여 헤모글로빈, 적혈구, 백혈구가 다양한 방면에서 증가함을 관찰하였습니다. 대조군과 비교하여 통계적 차이는 없으나 호중구가 유의미하게 증가하여 He-Ne 레이저 조사가 조혈기관에서 더 많은 과립구를 자극할 수 있음을 나타내었으며, 레이저를 쥐의 간 및 피부 투영 영역에 조사한 후 2~6일이 지나자 주변 혈액의 단핵구 비율이 크게 증가하여 조혈계에 작용하는 경향이 있음을 나타냅니다.

체외 혈액에 He-Ne 레이저를 조사하여 백혈구의 과산화효소, 알칼리 포스파타아제, 글리코겐, 지질 및 RNA, DNA의 6대 분자의 변화를 관찰한 결과 글리코겐과 지질은 변화가 없는 것으로 보고되었습니다. 고용량 조사 후 두 효소의 양성률 및 활성이 크게 향상되었고 DNA와 RNA의 함량도 조사 선량이 증가함에 따라 증가하여 레이저 조사가 혈액 내 큰 분자에 자극 효과가 있음을 나타내었습니다.

복현강(사람이름) 등은 적혈구 변형 능력이 저하된 돼지 혈액에 650nm 레이저를 20분간 조사하면 적혈구 변형 능력이 크게 향상됨을 발견하였습니다. 632.8nm 레이저 조사하면 적혈구의 전기영동률이 크게 증가하여 적혈구의 전하를 증가시키고 적혈구의 응집력 개선에 도움이 됨을 알 수 있었습니다. 20mW 미만의 레이저 조사를 사용하여 현미경 측정을 통해 형태학적 관찰을 진행하면 적혈구에 관찰 가능한 손상을 일으키지 않았으며 용혈도 발생하지 않은 것으로 나타났습니다. 많은 임상 관찰을 통해 혈액에 레이저를 조사하면 혈액의 점도를 낮추고 심혈관 질환의 예방 및 치료에 일정한 역할을 할 수 있습니다. 또한 혈액에 레이저를 조사하면 혈청의 과산화지질을 감소시키고 자유라디칼이 인체에 미치는 손상을 줄일 수 있었습니다.

성간(사람이름) 등은 650nm 반도체 레이저를 인체의 부돌혈에 조사한 후 혈청 SOD의 활성을 현저하게 증가시킬 수 있다고 보고했으며 MDA도 약간 감소했지만 글루타티온(GSH)과 글루타티온 과산화효소(GSHPx)는 크게 감소하지 않았습니다.

혈액에 레이저를 조사하면 혈중 지질(트리아실글리세롤 및 저밀도 지단백질 감소, 고밀도 지단백질 증가)을 감소시킬 수 있으며 당뇨병 환자의 혈당도 조절할 수 있습니다. 45분간 혈액에 레이저를 조사하면 혈소판 응집을 46.3% 감소시킬 수 있다는 임상 보고가 있으며 혈소판의 비가역적 해중합은 4시간 동안 지속되고 혈관 확장과 미세 순환 개선 약물을 동시에 사용하면 해중합(수백개 이상 단위체가 서로 결합해 이뤄진 고분자를 화학적으로 분해) 현상이 8시간 동안 지속됩니다.

He-Ne 레이저를 사용하여 방사선 치료, 화학 요법 또는 벤젠 중독 등의 직업병으로 인한 백혈구 감소 환자를 임상적으로 치료하는 데 혈해혈, 삼음교혈 및 기타 혈을 선택하여 치료 후 백혈구를 정상 수준으로 회복할 수 있었고 유효율은 약 83%에 달할 수 있었습니다.

6. 레이저의 항균작용

세균에 대한 레이저의 효과는 레이저 에너지와 관련이 있으며 소량은 박테리아의 성장을 촉진할 수 있고 에너지가 일정 값에 도달하면 억제 작용을 합니다.

Крипов는 일정량의 He-Ne 레이저가 명백한 항염증 효과가 있음을 입증했습니다. 학자들은 혈액 한천 배지에 95번 황색포도상구균을 접종하였고,

성장 균체에는 매일 10분, 15분, 20분 동안 레이저를 조사하였으나 대조군은 조사하지 않았습니다. 그 결과 2차 조사 15분, 20분 후 명백한 항균 효과가 있는 것으로 나타났습니다. 30분 조사 시 균체 수는 59마리, 15분 조사 시 균체 수는 63마리, 대조군은 248마리로 조사 시간과 횟수에 따라 다른 결과를 나타내었습니다. 그러나 약한 레이저(Low-Level Laser)는 황색포도상구균과 녹농균에 직접적인 항균 및 살균 효과가 없다는 것이 실험을 통해 입증되었습니다.

일부 학자들은 He-Ne 레이저의 자극 효과가 단핵-대식세포 시스템을 활성화하여 식균, 용균 및 살균 과정을 촉진하고 신체의 면역 기능을 향상시키며 인체의 체액 및 세포 면역 기능에 일정한 영향을 미칠 수 있다고 보고 있습니다. He-Ne 레이저 조사는 혈액 내 IgG, C3, 순환 면역 복합체(CIC) 및 림프구 전환율을 크게 증가시킬 수 있으며 면역 조절 기능을 가진다고 할 수 있습니다.

임상적으로 급성염의 경우 "무열효과"를 지닌 He-Ne 레이저(632.8nm), 반도체 레이저(650nm) 등을 사용하며 만성염의 경우 반도체 레이저(830nm)와 CO_2 레이저(10.6μm)가 일반적입니다.

Mester는 He-Ne 레이저의 황색포도상구균 억제를 연구할 때 쥐 부신의 노르에피네프린 함량이 크게 증가하고 또한 아드레날린(에피네프린) 증가가 있음을 발견했는데, 이는 He-Ne 레이저 조사가 교감-부신 시스템을 자극하고 시스템의 기능을 자극하여 신체의 항염증 능력을 향상시킬 수 있음을 나타냅니다.

7. 레이저의 진통작용

통증은 말초신경, 척수, 시상 및 뇌피질을 통해 전달되는 증상이자 감각입니다. 통증은 없어서는 안 될 보호성 반사기능이며 통증의 원인은 매우 복잡하고 그 유형도 다양합니다.

진통 효과에 대한 많은 연구 보고가 있는데 He-Ne 레이저 경혈 조사는 통증 역치를 27.3% 증가시킬 수 있고 국소 조직의 5-HT 함량을 증가시킬 수 있으며 뇌간, 간뇌, 말단 뇌 영역에서 대조군보다 유의미하게 높기 때문에 레이저 조사 후 중추 5-HT 에너지 뉴런의 기능을 활성화하고 이 시스템의 뉴런 활동을 유발하여 중추 5-HT 합성 속도를 크게 증가시키며 신경 전달 물질 수준을 증가시킬 수 있습니다. 그리고 주로 뇌간의 솔기핵에 집중된 5-HT 에너지 뉴런의 상향 또는 하향 섬유를 통해 뇌 및 척수의 통증 정보 전달을 억제하는 진통 효과를 발휘합니다.

저출력 레이저를 이용해 특정 경혈에 빛을 조사하니 통증이 줄어들고 쥐의 허리 뒤쪽 모서리에서 통증 관련 화학물질인 P물질의 면역 반응 생성물이 증가합니다. P물질은 척수에서 엔케팔린 및 오피오이드 수용체와 밀접한 관련이 있습니다. 엔케팔린 또는 모르핀은 수용체와 결합하여 통증 및 흥분 전달 매개체인 P물질의 방출을 크게 억제할 수 있으며 레이저 조사는 척수 엔케팔린의 방출을 억제할 수 있고 시냅스 앞 및 시냅스 뒤에 작용하는 방식을 통해 P물질의 방출을 억제하여 진통 효과를 발휘할 수 있습니다. 최근 연구자료에 P물질이 직접적인 진통 효과가 있다는 보고가 있습니다.

He-Ne 레이저 조사 후 시상하부 및 뇌하수체 조직에서 메티오닌 엔케팔린 함량(MEK)이 증가했습니다. 혈액 내 코티솔과 T4가 크게 증가하여 이 시스템의 일부 기능이 향상될 수 있음을 시사합니다.

8. 소화시스템에 미치는 영향

레이저 경혈 조사는 인간의 소화 시스템에 상당한 영향을 미칩니다. 변학평 등은 He-Ne 레이저와 반도체 레이저를 사용하여 토끼의 혈자리를 조사한 결과 족삼리혈에 레이저를 조사하면 토끼의 위근전(위장의 전기적 활동) 활동량을 양방향으로 조절할 수 있습니다. 이는 흥분 효과를 주로 유발하고, 저주파 전기 펄스를 추가하면 억제 효과를 주로 유발하며, 레이저를 심비골 신경에 조사하였을 때 위근전에 미치는 효과는 혈자리 조사군과 결과가 유사합니다. 따라서 족삼리혈에 대한 레이저 조사는 전통적인 침술 효과가 있으며 그 전도 경로는 말초 신경과 관련이 있고 위 모르핀 수용체에 작용하여 위근전 활동에 영향을 미치는 내인성 모르핀 물질을 생성할 수 있다고 알려져 있습니다.

추향운은 토끼 족삼리혈에 He-Ne 레이저를 조사한 결과 15mW, 25mW, 30mW 그룹의 레이저가 족삼리혈에 조사되었을 때 토끼의 위근전 활동에 흥분 효과가 있었고, 15mW 그룹의 위 전기 진폭이 가장 크게 증가했으며 45mW는 억제 효과가 주를 이뤘다고 보고했습니다.

하지명 등은 족삼리혈에 레이저를 조사하면 위통 환자의 위전도가 조사 후 활동이 높아졌다가 감소하며 빈도가 느려지고 복통이 점차 완화됨을 발견했습니다.

변학평은 또한 반도체 레이저를 사용하여 족삼리혈에 조사하면 위전도가 양방향으로 조절될 수 있으며 반도체 레이저는 주로 억제 효과를 갖는 반면 He-Ne 레이저는 주로 흥분됨을 입증했습니다. 변학평은 또한 반도체 레이저가 족삼리혈에 15~30분 조사 후 복통 역치가 조사 전보다 각각 35.6% 이상 증가한다는 것을 증명했으며 저주파 펄스 전기 요법을 추가하면 복통 역치가 각각 42.3% 이상 증가하고 전신 진통 효과와 진통 후 효과가 있다고 하였습니다.

류봉운은 He-Ne 레이저를 사용하여 족삼리혈에 조사한 후 바륨 조영제를 사용했는데, 모두 위장 연동 운동에 일정한 영향을 미치고 장 울림이 증가함을 알아내었습니다.

약한 레이저(Low-Level Laser)의 복벽 표면 조사는 위 및 십이지장 궤양의 치유를 촉진할 수 있으며, 이는 레이저가 세포의 에너지 대사를 활성화하고 인산화 및 고에너지 화합물 및 핵산의 합성을 촉진할 수 있음을 증명하는 것이고 궤양 병변의 회복을 촉진함을 증명하는 것입니다.

진화민 등은 He-Ne 레이저가 담낭혈에 조사된 후 초음파 A형 체표면 투영법을 사용하여 80% 환자의 담낭이 1cm 이내로 축소됨을 측정했습니다. 또한 경혈 자극은 담낭 수축을 유발할 수 있을 뿐만 아니라 간췌장 복부 괄약근(오디 괄약근) 경련을 완화하는 데 일정한 효과가 있다고 문헌에 보고되어 있습니다. 기능적 변화 외에도 담즙의 물리적 및 화학적 조성에도 영향을 미치며, 예를 들면 담즙산 생성을 촉진하고 담즙산염-콜레스테롤 계수가 증가하여 담석 형성 요인이 감소하는 등의 영향을 들 수 있습니다. 이는 레이저 조사가 담즙의 표면 장력과 점도를 감소시키고 담즙의 콜로이드 안정성을 증가시키며 담즙의 물리화학적 상태를 개선하는 것과 관련이 있습니다.

쥐의 간 조직을 균질화한 다음 미토콘드리아를 분리하고 레이저를 조사한 뒤 다양한 효소의 활성도가 향상되었습니다. 체표면이 간과 담낭을 조사하더라도 효소의 활성에 영향을 미칠 수 있습니다. 또한 간과 담낭 세포의 글리코겐 함량이 증가하는 것을 볼 수 있는데, 이는 레이저가 간의 에너지 대사를 촉진할 수 있음을 나타냅니다.

실험은 또한 쥐의 간 표면의 제모 피부에 레이저를 조사하면 간장의 쿠퍼 세포의 식균기능이 크게 향상되었음을 보여주었습니다. 이는 약한 레이저(Low-Level Laser)를 활용하여 급성 및 만성 간염을 치료할 수 있음을 보여 줍니다.

9. 골격에 미치는 영향

뼈조직에 약한 레이저(Low-Level Laser)를 조사하면 명백한 자극 효과가 있습니다. Chekurov 실험에서 개의 요골 골절 후 절단된 다리를 깁스로 고정한 뒤 상처의 반대쪽 깁스 부위를 열고 수술 후 2일째부터 He-Ne 레이저로 10mW/cm2, 1일 1회 10분씩 총 30회 조사했습니다. 수술 며칠 전 골절이 된 팔다리에 부종이 있었으나 조사 군이 대조군보다 더 완화되었고 15일 후 모든 개에게서 가골(假骨)을 볼 수 있었습니다. 그러나 조사군은 30일(대조군은 45일에 최대)에 이르러 최대에 도달했고 X선 검사에서 가골(假骨)의 밀도는 정상 뼈와 같았으며, 부러진 뼈 사이의 틈은 사라졌고, 90일 후에 골절이 완전히 치유되어 뼈 구조가 회복되었습니다. 대조군은 30일째에 골절된 골절편 사이에 명확한 틈새가 있었는데, 이는 He-Ne 레이저 조사가 가골(假骨)의 성장을 자극하고 골절 치유를 가속화하였음을 나타냅니다.

반대되는 연구 결과로 일부 연구원들이 생화학적 실험을 통해 실험 동물의 혈중 칼슘과 인 함량이 감소하고 알칼리성 포스파타아제 활성이 억제 되며 알부민 농도와 혈구 수가 감소한다는 것을 입증하였는데, 반면 대조군 동물은 혈액 변화가 나타나지 않아 레이저 조사는 뼈 조직의 재생에 도움이 되지 않았습니다. 따라서 레이저가 뼈 조직에 미치는 영향에 대해서는 의견이 일치하지 않으며, 이는 조사 방법 및 조사량의 차이와 관련이 있을 수 있습니다.

뼈 조직의 보존에 대해서도 실험을 수행하여 짧은 시간 조사는 뼈 조직의 자가분해를 지연시키고 알칼리성 포스파타아제 활성을 증가시키며 산화환원 전위를 증가시킬 수 있음을 입증됐습니다. 그리고 장기간의 조사는 자가 분해를 촉진하고 뼈 조직의 뼈 세포와 기질의 퇴행성을 더 심각하게 변화시킬 수 있습니다.

10. 면역기능에 미치는 영향

레이저의 면역 조절 효과는 오랫동안 연구되어 왔으며 잘 확립되어 있습니다. 다양한 유형과 다양한 파장은 면역 체계를 자극하거나 억제하는 조절 효과가 있습니다.

일찍이 1978년에 Mester는 레이저가 림프구에 미치는 영향을 연구했으며 488nm, 501nm 및 633nm의 레이저가 흉선에 조사되면 면역 억제 효과가 있음을 발견했습니다. 이식에 따른 배척작용을 늦출 수 있습니다. Kupin은 시험관 내 말초혈액 림프구(T세포와 B세포 포함)에 적색 및 청색의 약한 레이저(Low-Level Laser)를 조사한 결과 암 환자든 정상인이든 세포의 활성이 증가했음을 발견했습니다. 특히 암 환자는 림프구의 면역 자극 작용이 더 강했습니다. Kolov는 말초 백혈구에 He-Ne 레이저를 조사하여 식세포의 식균 활성을 증가시킬 수 있음을 발견했으며 Leonova는 또한 백혈구에 대한 레이저 조사가 인터페론 합성을 유도할 수 있음을 입증했습니다. 린춘생의 연구에 따르면 He-Ne 레이저 조사는 쥐 적혈구의 면역 기능을 향상시킬 수 있어, 조사 후 적혈구 C3b 수용체화환 형성율이 상승하고 적혈구 면역 부착 복합체의 화환 형성 속도가 감소합니다. Tadakuma와 Kner 등은 각각 반도체 레이저(적외선 레이저)와 Nd-YAG 레이저 조사가 백혈구에 대한 면역의 양방향 조절 효과를 생성한다는 것을 증명했습니다. Dong 등은 He-Ne 레이저를 건강한 쥐의 비장 부위에 조사한 결과 세포 면역과 체액 면역이 유의미하게 향상되었음을 발견했습니다. 정홍 등은 He-Ne 레이저를 쥐의 비장 영역에 조사하여 쥐의 비장 탄소 제거율을 크게 증가시킬 수 있으며 약한 레이저(Low-Level Laser)가 식세포 시스템을 활성화하고 식세포 기능 강화를 촉진할 수 있음을 입증했습니다. Klebanov등은 외인성 광감제를 첨가한 다음 He-Ne 레이저를 조사하면 백혈구의 활성화 효과가 더 분명하지만 광감제의 농도가 너무 높으면 백혈구의 활성이 감소함을 증명했습니다.

자연살해(NK)세포는 중요한 면역세포로, 이 면역세포는 약물을 사용해 높이기 어렵습니다. 완보청 등은 반도체 레이저로 백회혈을 조사하면 NK 세포의 활성을 크게 향상시킬 수 있다고 보고했습니다.

약한 레이저(Low-Level Laser) 조사는 면역 조절 효과가 좋고 부작용이 없기 때문에 이미 관련 면역 질환, 특히 만성염의 보조 치료로 사용되고 있습니다. Kupin 등은 약한 레이저(Low-Level Laser) 조사가 암 환자의 면역력을 향상시키고 만성 폐렴, 기관지 폐쇄성 질환, 만성 편도선염, 만성 신우신염, 당뇨병성 망막병증 등에 대해 T 림프구의 수와 증식 능력 및 면역글로불린 함량을 증가시킬 수 있다고 보고했습니다.

11. 내분비선에 미치는 영향

약한 레이저(Low-Level Laser) 조사는 부신 기능, 갑상선 기능 및 전립선 기능을 향상시킬 수 있습니다.

25mW He-Ne 레이저를 사용하여 토끼의 두개골을 15분 동안 조사하여 즉시 채혈했는데, 토끼의 혈장의 고리형 아데노신 일인산(cAMP) 함량을 증가시키고 고리형 구아노신 일인산(cGMP)을 감소시키며 코티솔 함량을 크게 증가시킬 수 있음을 입증됐습니다. 레이저의 작용으로 시상하부의 조절성 폴리펩티드(HRP) 분비를 촉진하고, HRP는 아데닐산 사이클라제를 활성화하여 세포 내 ATP를 cAMP로 전환시키고, cAMP 농도의 변화로 인해 프로테인키나이제를 활성화하고, 프로테인키나이제는 포스포릴라아제 시스템을 활성화하거나 게놈 상의 유전 정보의 복사 또는 전환을 제어합니다. 그리하여 기능성 단백질 또는 효소 합성에 영향을 미치고 하수체 세포 합성을 촉진하여 호르몬 분비 속도를 높입니다.

호르몬 ACTH가 부신피질 표적 세포막의 수용체에 결합하면 cAMP도 막에서 생성되어 혈장 함량이 증가하는데 이때 cAMP는 2차 메신저로 작용하여 호르몬이 표적 세포막에 전달되는 정보를 막의 관련 시스템으로 보내 코티솔 합성을 촉진하고 분비를 증가시킵니다. 실험에서 혈장 코티솔 함량이 유의미하게 증가하여 He-Ne 레이저가 피질 기능을 활성화하는 효과가 있음을 나타냅니다.

임상적으로 약한 레이저(Low-Level Laser)를 사용하여 눈 주위의 경혈과 부돌기 혈에 조사하면 T3 및 T4 수치를 낮추고 안구 돌출부를 억제하고 갑상선 기능 항진증을 치료할 수 있습니다. He-Ne 레이저는 유근혈을 조사하여 유선의 분비를 자극할 수 있습니다.

12. 미세순환에 미치는 영향

미세순환은 미세동맥, 모세혈관, 미세정맥으로 구성되어 있으며 신체는 물질을 교환하는 장소로 조직과 세포에 산소와 영양소를 전달하고 대사산물을 제거하며 조직 내 환경의 안정성을 조절하는 기능을 합니다. 미세순환의 모세혈관망은 일반적으로 20%만 열려 있어 '예비 모세혈관망'이라고도 합니다. 모세혈관은 조직 세포와 매우 가까우며 20~50μm에 불과합니다. 미세 순환에 포함된 혈액 용량은 전신 혈액 용량의 약 5~10%(500ml)를 차지합니다. 다양한 미세 순환 장애는 혈액 관류 저하에 의해 나타납니다. 임상에서 흔히 볼 수 있는 고혈압, 관상동맥질환, 심근경색증, 뇌혈관질환, 당뇨병, 고지혈증은 소동맥경화증, 미세혈관질환 및 물질대사장애가 많아 미세순환장애와 혈액유변학적 이상을 유발합니다.

천궁과 단삼으로 어혈을 제거하여 혈맥의 소통을 원활하게 하면 미세순환을 개선할 수 있습니다. 여기에 약한 레이저(Low-Level Laser) 조사를 더하면 동물의 미세동작과 정맥의 혈관경 (미세동맥의 관경이 커지고 미세정맥의 관경이 작아짐)을 변화시켜 혈류량과 혈류속도를 변화시켜 정상화할 수 있음이 입증되었습니다. 주목해야 할 부분은, 레이저의 양이 낮을수록 효과가 더 좋고 미세 순환 개선 효과가 더 크다는 부분입니다. 고혈압으로 인한 미세순환 장애와 발열, 화상으로 인한 미세순환 장애에 대한 약한 레이저(Low-Level Laser) 치료는 각각 γ(감마) 수용체를 차단하고 과산화를 감소시켜 치료 효과를 얻습니다.

레이저는 또한 전신에 일정한 영향을 미칩니다. 예를 들어, 레이저 작업에 장기간 종사한 사람은 불안정한 혈관 조절, 다한증, 힘줄 및 골막의 반응 증가, 혈압 불안정, 짜증, 우울증, 현기증, 불면증, 기억력 저하 등의 증상을 경험할 수 있습니다. 특히 시각적 피로를 일으키기 쉬우며, 난반사 레이저는 각막, 수정체 및 망막에 미세한 반점 손상을 일으킬 수 있습니다. 따라서 장기간 레이저에 종사하는 직원은 정기적인 신체 검사, 특히 눈 검사를 받아야 합니다.

제3절 레이저 침술 치료의 이론적 기초

약한 레이저(Low-Level Laser)에 의한 경혈 조사 치료는 신체에 자극 효과를 일으키지만 신체에 질병을 치료하는 방법에는 명확한 답이 없기 때문에 분자, 세포 및 장기, 그리고 몸 전체에 대해 각종 가설이 제기되지만 그 출발점이 모두 일치하지 않고 이런 가설들도 완벽하게 설명하는데 한계가 있습니다.

현재 생물학적 전기장 공명 흡수, 생물학적 플라즈마 조절 가설, 직선 편광의 방향성 전기장력이 세포막 지질 이중층 구조를 변화시킨다는 가설, 세포막 수용체 흡수, 활성화 세포 기능 가설, 광색소계 흡수, 생명 과정 조절 가설, 신경 수용체가 자극을 받아 생리적 기능을 조절한다는 가설 등이 있습니다. 최근 몇 년 동안 사람들은 생물학적 시스템의 기능에 대한 레이저 또는 단색광의 자극 또는 억제가 생물학적 시스템에 손상을 일으키지 않는 것을 발견했고 이를 광생물학적 조절(PBM)이라고 칭하기 시작했습니다. 이 레이저의 요법은 약한 레이저 (Low Level, LL) 요법이라고 하며, 이 요법은 다른 말로 저에너지 레이저 요법, 저강도 레이저 요법 또는 저출력 레이저 요법이라고 칭하기도 합니다.

사람들의 광생물학적 조절 연구에 사용된 레이저 강도는 $10mW/cm^2$이며, 이는 세포의 막분자를 통해 조율됩니다. 연구가 심화됨에 따라 사람들은 $102~3mW/cm^2$의 레이저 조사 시간이 충분히 짧으면 광생물학적 조절 효과가 발생한다는 것을 발견했지만, 그 작용기전은 활성 산소(ROS)에 의해 영향을 받으며, 전자의 레이저를 저강도 레이저(LIL), 후자의 레이저를 중강도 레이저(MIL)라고 합니다.

1930년대에 노벨상 수상자인 Warburg는 일찍이 일산화탄소(CO)와 시토크롬 산화효소의 결합에 대한 가시광선의 영향을 연구했으며 1996년에 이르러서야 광생물학적 조절의 개념을 공식적으로 제기했습니다. 2006년에는 Nature 컬럼니스트인 Lane이 빛 생물학적 조절 기능을 활용하여 암과 퇴행성 질환을 치료하는 방법을 제안하여 이러한 치료 방법이 더욱 발전하게 되었습니다. 류승의(Liu Chengyi)는 기본 이론에 대하여 다음과 같이 요약하였습니다.

1. 세포 특이성

1996년 Kipshidze 등은 시험관 내에서 배양된 토끼, 인간 혈관 내피 세포 및 평활근 세포에 다양한 용량의 저강도 He-Ne 레이저(LHNL)를 조사한 결과 혈관 내피 세포와 평활근 세포의 레이저 용량을 달리하면 혈관 내피 세포의 증식을 촉진할 뿐만 아니라 평활근 세포의 증식을 억제할 수 있으며 토끼 모델에서 풍선 성형수술 후의 관상 동맥 재협착을 방지할 수 있음을 증명했습니다.

2. 이상세포나 조직에 대한 조절작용

생물학적 조직이 기능적 안정 상태(생리학적 기능적 정상 상태)에 있는 경우 레이저의 광생물학적 조절 효과가 나타나지 않습니다. 그러나 생물학적 시스템 기능이 비정상적이고 기능적 안정 상태가 아닌 경우에는 광생물학적 조절이 작용하여 생물학적 시스템의 기능 저하를 기능적 안정 상태로 되돌리기 때문에 레이저로 회복 효과를 거둘 수 있습니다.

Karu, Iijima, Lam, Tuner, 장원평, 류원차오, 류펑 등의 체외세포 및 동물실험은 약한 레이저(Low-Level Laser)로 치료할 때, 기능적 안정 상태일 때(정상일 때)에는 효과가 없지만 고혈압 환자는 혈장 내 NO(산화질소) 대사 산물이 치료 전보다 현저히 높으므로 적혈구의 변형 및 혈액 유변학적 특성이 비정상이기에 적혈구의 변형을 개선하고 혈액 점도를 감소시킬 수 있습니다. 또한 인슐린 의존성 당뇨병 환자의 적혈구 기능의 정상 또는 정상화를 촉진할 수 있습니다.

3. 상호성규칙의 불성립

상호성규칙(Bunsen-Roscoe규칙)에 따르면 광량(광 강도와 조사 시간의 곱)이 일정하고 광화학 반응이 있을 경우 광 강도와 광 지속시간은 독립적이나 약한 레이저(Low-Level Laser)의 경우 일정량의 빛을 주면 최적의 광강도 또는 최적의 조사시간이 존재합니다. 광계수가 최적의 강도 부근에 있지 않으면 빛은 생물학적 조절 효과가 없기에 광강도는 총광량보다 더 중요합니다.

Karu(1998) 실험은 HeLa 세포에 조사 시 상호성규칙을 따르지 않는다는 것을 입증했으며 실험 곡선은 역치값을 가지고, 매우 명확한 최대값 및 매우 가파른 하락 구간을 가지고 있습니다.

4. 쌍방향 조절작용

많은 실험에서 약한 레이저(Low-Level Laser) 조사가 면역 지수에 양방향 조절 효과가 있음을 보여주었으며, 로제트 검사(erythrocyte rosette test)에서 양성 림프구의 수는 조사 후 면역지수 저수준 환자에서 유의미하게 증가하였습니다. T 림프구와 B 림프구가 증가한 환자는 조사 후 원래 수준으로 감소하였습니다. 면역에 대한 양방향 조절 외에도 약한 레이저(Low-Level Laser)가 혈액 내 활성산소(ROS) 및 간 인지질에 대한 연구에서도 양방향 조절 효과가 있음이 밝혀졌습니다.

5. 신호전달작용

망막의 시각색소 수용체가 광양자를 흡수하여 시각 세포가 전기 신호를 생성하는 과정을 광신호 변환이라고 합니다. 1998년 Campbell 등은 시각 시스템 외에도 광신호 전달이 있음을 발견하고 약한 레이저(Low-Level Laser) 광선으로 오금혈을 조사하면 인간의 생체 리듬을 조절할 수 있음을 발견했습니다.

세포막에는 펩타이드 호르몬 등과 같은 신호 분자의 수용체가 많이 있습니다. 막 수용체 매개 신호 전달에는 신호 분자의 식별, 정보 변환 및 전달 및 효과기 활성화가 포함됩니다. 그 중 정보의 변환 및 전달을 실현하는 단백질 키나제는 신호 전달 경로를 구성합니다. 혈액 세포, 혈관 내피 세포, 평활근 세포, 대식세포 등의 세포는 신호 전달 경로에 따라 전달될 수 있습니다.

6. 핵심 유전자 활동의 조절작용

세포 수준과 신체 수준에 대한 연구에 따르면 광생물학적 조절에 의한 세포 또는 조직 기능의 조절은 유전자 발현을 조절함으로써 달성됩니다. Zhang(2003) 등의 DNA 칩 기술 연구에 따르면 628nm 적색광이 HS27 섬유아세포의 증식을 촉진하는 과정에서 111개의 기본 발현이 조절되며 이러한 유전자는 10개의 기능 그룹으로 나눌 수 있습니다. 대부분의 유전자는 직간접적으로 세포 증식을 촉진하거나 세포 사멸을 억제합니다.

7. 비공진작용

약한 레이저(Low-Level Laser)에 의한 세포의 광생물 조절작용의 원시적 과정은 세포막에 있는 수용체의 비공진작용입니다. 이는 2001년 Minkovich 등의 연구에 의해 확인되었으며, 저강도 He-Ne 레이저 조사 전, 조사 중 또는 조사 후에도 희석된 정맥혈(헤파린 항응고)의 투과 스펙트럼이 변하지 않았기에 약한 레이저(Low-Level Laser) 조사가 혈액 내 모든 분자와 비공명적임을 나타냅니다.

CHAPTER 3

제3장 • 경락과 경혈

제1절 경락학설

1. 경락이란?

경락학은 중의학 이론의 중요한 부분이며 레이저 침술에 중요한 지침이 됩니다. 경락은 인체가 기와 혈을 운행하고, 내장과 외부를 소통하며, 상하를 관통하는 통로입니다. 주요 통로를 경맥이라고 하고 그 가지를 악맥이라고 합니다. 신체의 다양한 조직과 장기는 경락 시스템의 도움으로 상호 의존성, 상호 제한 및 상호 영향의 유기적 전체로 연결되어 인간과 외부 환경을 상대적으로 균형 있고 균일하게 유지합니다.

2. 경락시스템 구성

경락 시스템은 경맥과 낙맥을 포함하며, 그 중 십이경맥과 기경팔맥의 독맥과 임맥을 합쳐서 십사경맥(그림 3-1)이라고 합니다.

그림 3-1 경락시스템 구성

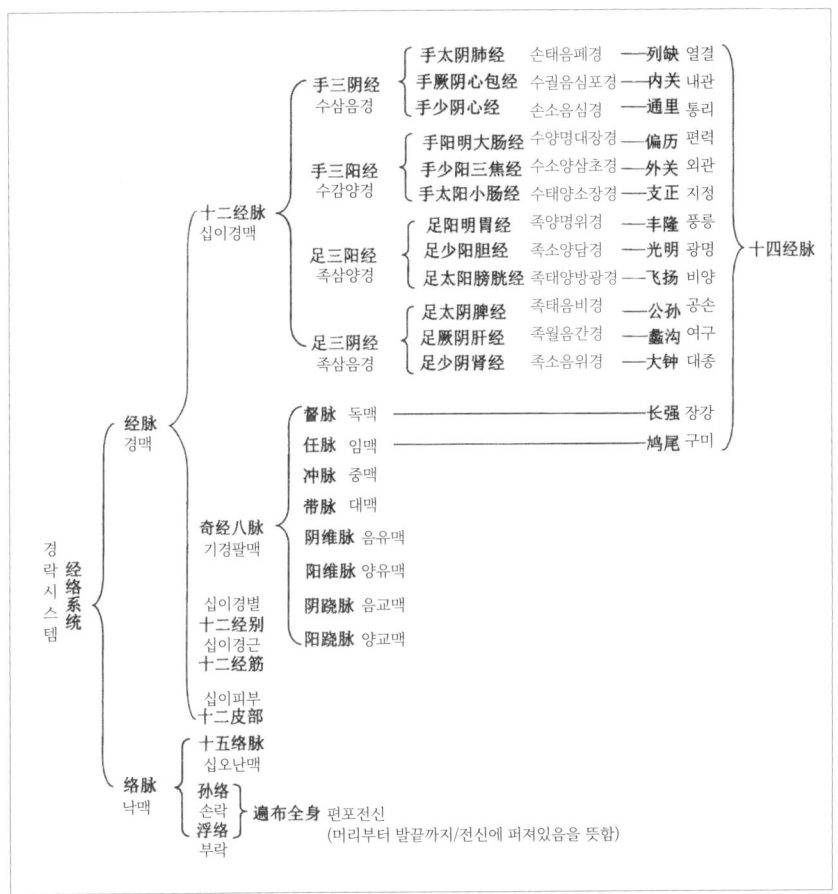

12경맥: 내부는 내장에 속하고 외락은 체절에 있습니다. 중의학의 '장'은 오장(심장, 폐, 비장, 간, 신장)을 의미하고 '부'는 육부(담도, 위, 대장, 소장, 방광, 삼초)를 의미합니다. 12경맥의 수3음경과 족3음경은 모두 체내에서 오장육부와 연결 관계에 있는 반면, 수3양경과 족3양경은 체내에서 모두 오장육부에 속합니다. 12경맥은 팔다리와 팔꿈치, 무릎 아래, 머리와 안면부에 가지가 연결되어 몸 전체에 촘촘한 네트워크 시스템을 형성합니다.

기경8맥: 독맥은 후정중선, 임맥은 전정중선, 그리고 충맥, 대맥, 음시맥, 양시맥, 음유맥, 양유맥을 합하여 기경8맥이라고 하며, 12경맥과 소통하고 연결하는 비교적 큰 경맥으로, 순행경로가 12경맥과 다르고 장부와 직접적인 소속관계가 없기 때문에 기경8맥이라고 합니다.

12경별: 주경맥에서 분리되어 흉부와 복부에 분포하며 표리양경을 소통하고 내장과의 연계를 강화할 수 있습니다.

15락맥: 12경맥이 사지에 각각 한 줄씩 나뉘고, 몸통의 임맥 (몸 앞), 독맥 (몸 뒤) 및 비장의 대락 (몸 옆)을 더하면 총 15락맥입니다. 주로 표리양경을 소통하고 경맥 순행의 부족을 보완합니다.

12경근: 전신근육은 부위에 따라 수족삼음삼양, 즉 12경근으로 나뉘며 사지 끝에서 시작하여 관절의 골격부에서 뭉치고 일부는 흉막복막강으로 들어갑니다.

12피부: 체표면의 피부 부분에서도 경락에 따라 구분되는데 이를 피부(족태양방광경에 속하는 승부혈의 다른 이름)라고 합니다.

3. 경락의 기능

경락계의 3가지 방면의 기능: 생리학적 측면에서는 기와 혈액을 작동시켜 음과 양을 조정하는 기능이 있고, 병리학적 측면에서는 질병에 저항하고 증후군을 반영하는 기능이 있으며, 질병 예방 및 치료 측면에서는 유도 및 허실(체내의 불균형)을 조정하는 기능이 있습니다.

1. 기혈 운행의 조절: 영양소를 운반하고 전신에 영양을 공급하며 전신에 다양한 조직과 기관의 영양공급을 보장하고 다양한 조직과 기관의 기능적 활동에 필요한 물질적 기반을 제공합니다.

2. **질병에 대한 저항과 방어**: 몸을 보호하고 피부 보호 기능을 강화하여 질병 요인이 침입할 수 없도록 합니다.

3. **전신 기능 상태 반영**: 내장에 질병이 있는 경우 해당 경맥 순환 부위에 다양한 증상과 징후가 나타날 수 있으며, 감각기관(시각, 청각, 미각, 후각, 촉각)에 반응이 일어납니다. 예를 들어 심화상염은 구설창, 간화상염은 이목의 부종을 유발할 수 있으며, 신장이 허약하면 양쪽 귀의 청력이 감소될 수 있습니다.

4. **전도감응**: 경맥혈 치료는 병을 예방하고 치료할 수 있는데, 이는 경락이 전도감응과 허실을 조절하는 기능을 가지고 있기 때문입니다. 침술치료 중 '득기' 현상과 '기행' 현상은 경락의 전도감응 기능의 표현이며, 경락과 밀접한 관련이 있는 '경기'가 나타나는 생명 현상을 개괄적으로 '신기'라고 합니다. 〈황제내경〉에서는 '니환궁, 백절에는 모두 신이 있다'고 하는데, 이는 뇌와 전신백절에 모두 신기활동이 있다는 것이고, 뇌는 '신기'활동과 관련이 있다는 것입니다.

5. **음양의 균형 조절**: 경락은 정상적인 상황에서는 기혈과 음양의 균형을 조절할 수 있습니다. 질병이 있을 때는 기혈과 음양의 편승에서 나타나는 허실이 생기는데 이때 침이나 레이저 혈자리 조사를 사용하여 치료하면 '기 조절', '치신', '부정거사', 즉 '넘치는 것은 내보내고 부족한 것은 보충함으로써 음양을 회복(泻其有余, 补其不足, 阴阳平复)'할 수 있습니다.

침술과 레이저 경혈 조사가 경락을 통해 허실을 조절하는 기능이 있다는 것을 임상적으로 확인할 수 있습니다. 예를 들어, 건강한 사람과 환자의 족삼리혈과 수삼리혈을 바늘로 찌르면 본디 위가 이완된 것은 수축을 강화할 수 있고 위가 긴장된 것은 느슨하게 할 수 있는데, 이는 X선 바륨제 검사와 위동파 촬영을 통해 확인할 수 있습니다. 침이 비혈 자리를 찌르면 변화가 뚜렷하지 않습니다. 또 다른 예로는 침자심포경의 신문, 곡택, 내관 등의 경혈은 부정맥에 좋은 치료 효과가 있는 반면, 비경의 삼음교혈, 위경의 족삼리혈, 방광경의 곤륜혈 등은 효과가 뚜렷하지 않습니다.

4. 경락의 실체는 사람의 마음을 사로잡는 서스펜스

최근 몇 년 동안 경락요법과 현대의학과학기술이 결합하여 풍부한 성과를 거두었는데, 경락자기요법, 전기요법, 전기침요법, 전기뜸, 냉뜸(冷灸), 경혈 따기요법(穴位挑治), 경혈절단법(穴位割治), 경혈장선매립(穴位埋植等) 등이 있습니다. 특히 본서에 소개된 레이저침 치료는 침과 뜸을 동시에 할 수 있어 많은 임상 병례를 치료하여 좋은 효과를 거두었습니다. 이러한 임상치료 효과 자체는 경락과 경혈이 객관적으로 존재함을 증명하기에 충분하지만 사람들에게 인식되지 않았을 뿐입니다.

일부 객관적인 현상도 경락과 경혈의 존재를 뒷받침할 수 있습니다. 혈자리로 치료할 때 '득기'를 느낄 수 있으며 경락을 따라 순차적으로 전달될 수 있는 일정한 규칙이 있습니다. 예를 들어 경락 경혈은 특수한 전기적 특성을 가지고 있는데 경혈을 측정할 때 주변 피부보다 저항이 낮습니다. 소련 학자들은 이를 사용하여 혈의 위치를 결정했습니다. 일본 학자들은 피부의 낮은 저항점을 연결해 네트워크로 연결하였더니, 피부의 낮은 저항선과 경락 보행이 일치하다는 점을 알아냈습니다. 적외선 열화상으로 관찰할 때 비슷한 온도 부위를 연결시키면 이 높낮이 선이 경락을 따라 움직이는 것을 알 수 있습니다. 최근 과학자들은 인체가 약한 발광체임을 확인했습니다. 대부분의 강한 발광점은 경락에 있으며 이러한 현상은 경락과 혈이 존재함을 나타냅니다. 프랑스 학자들은 미량의 방사성 핵종(과테크네튬산 나트륨)을 혈에 주입하고 연속 컴퓨터 섬광 카메라를 사용하여 핵종의 경로가 경락 경로와 일치함을 추적했으며 핵종의 이동 속도는 주입된 혈의 경락과 관련된 기관이 정상인지 여부에 달려 있습니다. 그런데 경락의 실체는 무엇일까요? 도대체 그 물질적 기초는 무엇일까요? 이 부분은 아직도 수수께끼입니다.

페렌 교수(1998)는 인체 경락의 물질적 기초가 결합조직을 기반으로 혈관, 신경총, 림프기 등이 얽혀 있다고 제기했습니다. 시신에서 경락을 찾지 못하는 것은 경락이 일종의 에너지이기 때문에 살아있는 사람에게만 존재하기 때문이라고 생각했으며 그것은 전기처럼 사람의 눈에 보이지 않고, 경락은 경기(생명 에너지 또는 생명력)를 운행하는 것이며, 사람이 죽으면 경기가 없어져서 경락 혈자리도 찾을 수 없기 때문입니다. 고대 의학자들은 모든 질병의 근본이 신체 경락의 제어 불능에서 비롯되었다고 믿었고, 인간의 모든 질병을 경락병이라고 불렀습니다.

레이저 침술이 질병을 치료할 수 있는 이유는 레이저의 에너지가 인체의 경락전도를 통해 오장육부의 통로를 소통시켜 병을 줄이거나 없앨 수 있다는 것인데, 이것이 중의학 이론에서 흔히 말하는 '통하면 아프지 않고 아프면 통하지 않는다'는 이치입니다.

제2절 경혈

경혈은 인체의 장부와 경락의 기가 들어가고 나가는 특수한 부분으로 질병의 반응점일 뿐만 아니라 각종 경락요법의 자극점이기도 합니다. 경혈은 각 경맥에 속하고 경맥은 일정한 내장에 속하므로 이들 사이에는 떼려야 뗄 수 없는 밀접한 관계가 형성됩니다.

1. 경혈의 분류

1. **14경혈**: 12경맥과 독, 임 이맥이라는 경혈이 이에 속하며 총 361개의 혈이 있으며, 각 혈은 모두 경락에 속하는 질병을 치료할 수 있고, 그 중 12경맥의 경혈은 모두 좌우대칭 혈이며, 독맥과 임맥의 경혈은 각각 전, 후 정중선에 분포합니다.

2. **경외기혈**: 14경에 분류되지 않은 경혈을 기혈이라고 합니다. 이러한 기혈은 분산되어 있고 대부분이 14경맥 순환선에 있지 않습니다. 또한 특정 질병에 특별한 효과가 있습니다.

3. **아시혈**: 구체적인 명칭이나 고정된 위치가 없으며 인체가 질병에 걸렸을 때 병변이나 비병변 부위에 나타나는 통증, 알레르기 점 또는 압통점을 위치 기준으로 하며 대부분 질병이 발생함에 따라 나타나며 질병이 치유되면 사라지고 임상적으로 대부분 통증 치료에 사용됩니다.

2. 경혈정위법

정확한 경혈 위치는 치료 효과와 밀접한 관련이 있으며 일반적으로 사용되는 경혈을 취하는 방법은 다음과 같습니다.

1. **골도분촌법**: 인체의 각 부위를 각각 환산하여 길이를 재는 경혈의 기준을 정하고, 환자의 키나 체형에 관계없이 같은 부위에 비례하여 같은 치수로 환산합니다. 예를 들어 팔꿈치에서 손목까지 12인치, 앞머리 중앙에서 뒤머리 중앙까지 12인치, 두 젖꼭지 사이는 8인치, 무릎 중앙에서 발목 끝까지 16인치 등입니다(그림 3-2).

3. 체표해부 표지점 정위법

1. **고정표지**: 이목구비, 모발, 손(발)톱, 유두, 배꼽 및 각종 고관절 돌기와 함몰부, 예를 들어 두 눈썹 사이의 인당혈, 두 젖꼭지 사이의 인중혈 등 인체

그림 3-2 골도분촌법

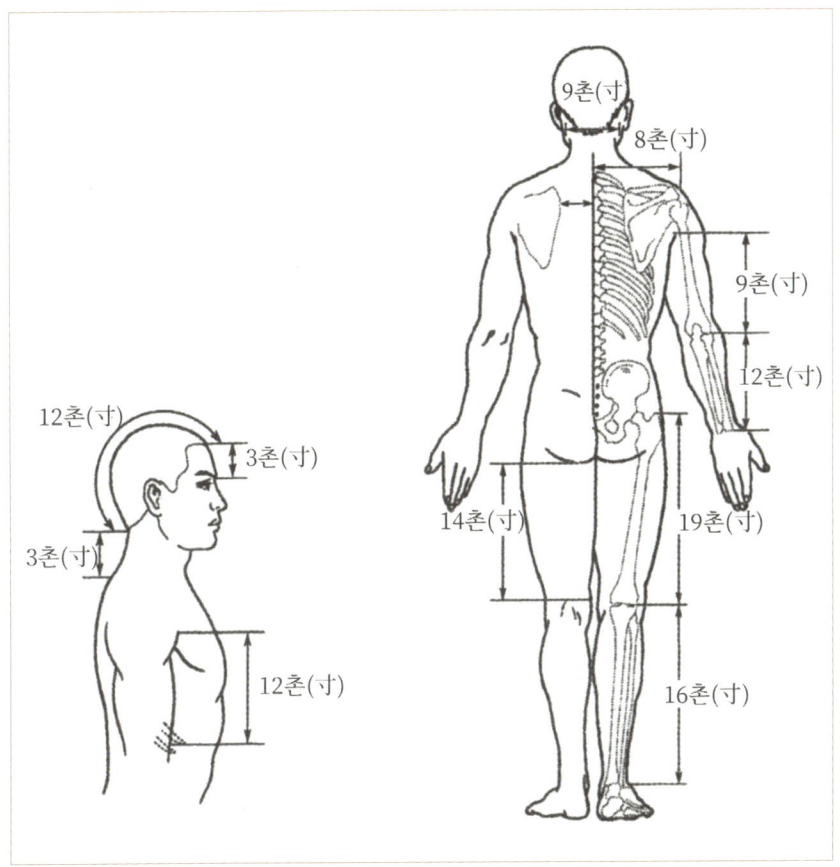

활동에 영향을 받지 않고 고정된 표지를 말합니다.

  2. **동작표지**: 입을 벌려 귀의 앞쪽 움푹 들어간 곳의 청궁혈을 취하고 주먹을 쥐었을 때 손바닥 횡무늬 끝에서 후계혈을 취하는 등 상응하는 동작을 취해야 나타나는 표지를 말합니다.

4. 수지동신정위법

  환자의 손가락을 기준으로 정혈을 측정하는 방법으로서 일반적으로는 다음의 3가지 방법을 사용합니다.

　1. 중지동신촌: 환자의 중지와 중절을 구부렸을 때 안쪽 양 끝의 횡무늬 끝 사이를 1촌으로 하여 팔다리의 혈을 채취하는 직촌, 등쪽의 혈을 채취하는 횡촌 등에 사용할 수 있습니다.

　2. 무지동신촌: 환자의 엄지손가락 마디 관절의 가로를 1인치로 하여 팔다리의 직촌으로 혈자리 채취에 적합합니다.

　3. 횡지동신촌: 일부법이라고도 하며 환자에게 검지, 중지, 약지, 소지를 한데 모아 네 손가락을 3촌으로 측정합니다.

그림 3-3 수지동신 정위법

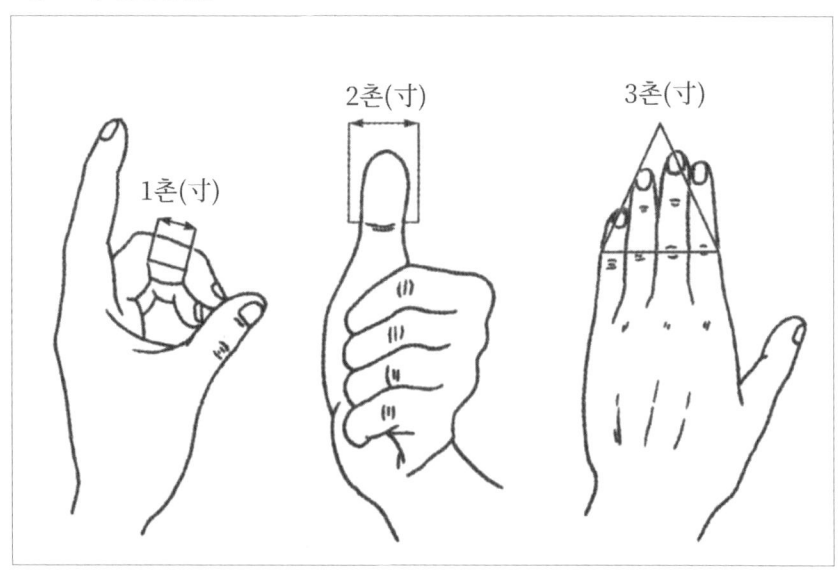

5. 단순 혈채취법

　임상적으로 간단하고 쉬워서 흔히 사용되는데, 예를 들어 양쪽 귀 끝을 중심으로 똑바로 올라가 만나는 지점에서 백회혈을 채취하고, 양손의 호구(虎口)를 교차하여 맞물려잡아 열결혈을 취하며, 손을 늘어뜨려 중지끝이 닿는 부위에서 풍시혈을 취하는 것입니다.

6. 경혈의 선택원칙

모든 경혈은 국소 치료 효과 외에도 일부 경혈은 인접 부위 또는 비인접 부위의 질병을 치료하는 효과가 있습니다.

1. 주요 질환을 치료하는 주요 경혈: 예를 들어 심장병은 심포경의 내관혈을, 치통은 수양명대장경의 원혈인 합곡혈을, 위병은 양구, 합곡, 족삼리혈 등 족양명위경의 혈자리를 취합니다.

2. 내외부 내장 경맥을 위한 경혈의 선정: 내외부 경맥은 생리적, 병을 앓고 있는 경맥에 있는 경혈을 선택하는 것이 좋습니다. 피부질환의 경우 폐경(肺经) 내외부 대장경의 합혈인 곡지혈을 취하면 치료효과가 더 좋으며, 위장 질환은 비경의 공손혈 등을 취합니다.

3. 인접한 경맥에 따른 경혈의 선정: 십이경맥은 체내에서 연결되어 있고 순환이 주기적이며 멈추지 않습니다. 인접한 경맥을 따라 순환하므로 치료 효과도 비슷한 부분이 있습니다. 예를 들어 치통이 있는 경우 수양명대장경의 합곡혈 외에도 족양명위경의 내정혈 등도 취할 수 있습니다.

4. 반대측 동일 이름의 경맥에서 경혈을 선정: 동명의 경맥이 좌우 대칭으로 분포되어 있기 때문에 조절 기능도 서로 통하며 임상적으로 건강한 반대쪽 혈을 선택하여 환부의 질환을 치료하는 경우가 많습니다.

5. 내장의 생리기능에 따른 경혈의 선정: 상응하는 경혈을 선정하여 취하면 내장의 기능을 조절하는 역할이 발휘됩니다. 예를 들어 간은 눈을 주관하기 때문에 근시안과 원시안은 간수혈를 취하고 소화가 잘 되지 않으면 비수혈, 위수혈를 취하며 정신 질환은 신문혈을 취할 수 있습니다.

6. 국부취혈법: 어떤 혈이든 모두 12경맥이 체표면 각 부위에 분포하기 때

문에 눈병은 청명혈, 찬죽혈, 양백혈, 승읍혈을 취합니다. 위병은 중완혈, 양문혈 등을 취하고, 무릎관절 질환은 내슬안혈(독비), 외슬안혈, 학정혈, 양릉천혈을 취합니다. 그리고 귀병은 이문혈, 청궁혈, 청회혈, 예풍혈 등을 취합니다.

7. 특수혈: 장기 치료에 특효가 있는 혈자리가 있는데, 예를 들어 천식은 경외기혈로 정천혈, 낙침은 손등의 낙침혈, 금연은 감미혈, 발열은 대추혈로 다스리고, 지음혈은 태위교정, 천추혈은 설사와 변비 치료, 내관혈은 심박수를 늦출 수 있는 등의 효과가 있습니다.

8. 원단(먼 곳)과 근단(가까운 곳)의 어울리는 경혈의 선택: 예를 들어, 위 질환의 경우 가까운 곳에서 중완혈을 취하고, 먼 곳에선 족삼리혈을 취합니다. 치통의 경우 가까운 곳에서 승장혈, 협거혈을 취하고, 먼 곳에선 합곡혈 등을 취할 수 있습니다. 원단 치료가 필요한 경혈은 팔꿈치와 무릎 관절 아래에 위치한 경혈입니다. 이는 국소 질환뿐만 아니라 거리가 먼 조직과 장기의 질환도 치료할 수 있고, 기능 전반에도 영향을 미칠 수 있습니다. 예를 들어 족삼리혈은 하지질환 치료는 물론 소화기 기능까지 조절할 수 있으며, 전체 면역기능에도 일정한 영향을 미칠 수 있습니다.

9. 전후 또는 좌우에 어울리는 경혈의 선택: 폐질환의 경우 먼저 모혈의 중부혈을 취하고, 그 후에 수혈의 폐수혈을 취하며, 위질환의 경우 먼저 중원혈을 취하고, 위수혈 등을 취합니다.

10. 자오유주(子午流注) 시간에 상응하는 경혈의 선정: 옛날 사람들은 밤낮을 12시진으로 나누었는데, 자와 오는 서로 마주보는 2시진, 자시는 밤 23시~1시이며, 음이 물러가고 양이 들어오는 시간입니다. 그리고 오시는 낮 11시부터 13시까지이며, 양이 물러나고 음이 들어오는 시간입니다.

또한 오수혈에 목, 화, 토, 금, 수행을 배합하는데, 예를 들어 폐경(肺经)이

실증을 나타내면 수에 속하는 자혈(척택혈)을 사하고 폐경(肺经)이 허증으로 표현되면 토에 속하는 모혈(태백혈)을 보하는 것입니다.

레이저 침술의 선량은 비교적 복잡한 문제로 레이저의 종류에 따라 선량의 크기, 혈의 선택 수, 조사 시간 등에 대한 정해진 규정이 없습니다. 일반적으로 저선량 조사는 '보하고', 고선량 조사는 '사하며', 단기 조사는 '보하고', 장기 조사는 '사하는' 것으로 간주됩니다. 4~5개의 혈을 주로 취하며 각 혈에 3~5분간 조사하여 1일 1회 조사하고, 10~15회 조사하여 1회 치료합니다. 예를 들어 경혈이 많을 경우 단계적으로 돌아가면서 사용할 수 있으며, 2차 치료가 필요한 사람인 경우 5~7일 정도 휴식을 취하면 효과가 더 좋습니다.

7. 레이저 침술의 근거

레이저 경혈 조사는 침을 찌르는 것과 마찬가지로 '기가 통하는' 것일까요? '득기'[得气:(침을 놓아) 바람직한 감각 효과를 얻다. 생기가 돌다. 기(氣)가 통하다.]는 치료를 할 때 신체가 경락의 경로를 따라 시큰하고, 붓고, 저린 느낌이 나는 것을 의미하며, 이러한 현상의 출현은 치료 효과와 밀접한 관련이 있습니다. 〈영추〉에 '침은 기가 들어와야 효과적이다.'라고 기록되어 있습니다. 〈침구대성〉에도 '기가 빠르면 효과가 빠르고, 기가 느리면 치료 효과가 없다.'라고 기록되어 있습니다.

레이저 경혈 조사는 치료 중 경락의 기를 자극할 수 있음이 입증되었으며 일부 환자는 경혈과 경락에 특이한 반응을 보입니다. 335건의 사례를 집계한 학자는 일부 환자가 더움, 저림, 팽만감, 묵직함, 떨림, 의주감, 전류감 등 34가지 반응을 보임을 입증했습니다. 예를 들어 레이저가 인영혈에 조사되면 족양명위경의 순환 경로를 따라 결분혈로 전달되는 느낌이 들 수 있으며, 사죽공혈과 광명혈을 조사하면 안구를 스스로 움직일 수 없고 천돌혈을 조사하면 환자는 숨이 막히는 느낌이 들 수 있습니다. 이처럼 레이저 경혈은 조사 후 순차적으로 전달될 수 있지만 침으로 찌르는 느낌만큼 강하지 않다는 것을 보여주는데도 왜 치료에 효과가 있을까요? 1983년 워커는 1mW의 He-Ne 레이저를 발 신경의 한 지점에 조사하면 이 신경 충돌이 근처 특정 지점에서 발생하는 것을 발견하였습니다. 레이저의 잠복기간은 4ms이며 이후에 신경 충돌이 일어난다는 것을 알 수 있었습니다. 이는 침으로 찌르는 기계적 자극에서 레이저의 열과 빛의 자극으로 변환된 것에 불과합니다.

    1981년 류덕부는 3mW의 He-Ne 레이저를 사용해 합곡혈에 조사하고 근전도기에 연결된 은침 두 개를 사용하여 곡지혈에 찌르고 다른 하나는 척택혈에 찔러 넣었는데, 찔러 넣었을 때 모두 시큰함, 저림, 붓는 느낌이 있었고 4~5분 후 곡지혈의 은침과 연결된 근전도기 스크린에 저주파 변동의 규칙적인 전파를 볼 수 있었지만 척택혈은 이 반응이 없었습니다. 12차례를 반복하였고, 9차례 모두 이 반응을 보였습니다(참고: 합곡혈과 곡지혈은 모두 수양명대장경이고 척택혈은 수태음폐경이다.) He-Ne 레이저로 합곡혈과 곡지혈을 조사하면 나타나는 저주파 변동의 규칙적인 전력 파동은 He-Ne 레이저가 경락을 따라 순차적으로 전달됨을 나타냅니다.

    1987년 전도중은 He-Ne 레이저를 사용하여 먼 곳에 위치한 경혈을 조사한 30사례를 살펴보았는데 레이저 출력은 2.7mW로 조사하여 민감점을 발견했고, 106번의 실험에서 감응선 이동 경로를 얻었으며 60.38%의 양성 결과를 나타내었습니다. 이는 비경혈 조사 실험보다 훨씬 높으며 비교적 얕은 부위에 있기 때문에 압력 (압력수치는 2~3mmHg)에 의해 차단될 수 있고, 손을 뗀 후 재현할 수 있습니다. 이후 전도중은 레이저 경락 측정을 실시하여 측정 측면에서 15명 환자의 1404곳 혈에 다른 조건에서 원혈 전도량을 연구하였고, 5분 전후의 변화율은 조사된 혈과 조사되지 않은 혈 또는 비혈(혈자리가 아닌 곳)을 조사했을 때 유의미한 차이가 있음을 발견했습니다.

사람의 피부 표피층 두께는 0.5~1.5㎜이고, 진피층 두께는 2.1㎜, 피하층 두께는 2.5㎜인데, 신경말초수용체는 진피질에 위치합니다.

경혈에는 다양한 신경수용체가 있는데 상하이 침구연구소 림문주의 연구에 따르면 환자가 침 감각을 호소하는 50개 지점은 골수신경다발, 무수신경다발, 자유신경말초, 바터-파시니소체, 근방추, 신경간지 등이 있으며 환자가 침 감각을 호소하지 않는 13개 지점은 근방추, 운동종판, 소신경다발, 자유신경말초에만 존재합니다. 통계적으로 매우 유의미한 차이가 있습니다($P<0.001$). 또한 He-Ne 레이저의 침투 깊이는 해외에서 10-15mm로 알려져 있고, 류덕부가 관찰한 결과는 16mm이고, 전도중이 관찰한 결과는 18mm이며, 빛 에너지는 혈의 수용체를 직접 자극할 수 있습니다.

침술을 행하는 혈자리는 수용기혈(받아들이고 느끼는 혈자리)과 효응기혈(효과를 보이고 반응하는 혈자리)의 2가지 유형으로 나눌 수 있습니다. 그 조직 구조는 완전히 다르며 수용기혈은 Meissner소체, Krause종말구, Hoyer-Grosser기관 등과 같은 신경 성분이 주로 구성되어 있고 효응기는 평활근으로 구성됩니다. 1975년 Riederen 연구에 따르면 수용기가 우세한 경혈에서 분비되는 5-HT는 명확하게 효과 효응기혈에서 분비되는 양보다 많습니다.

대부분의 일본 학자들은 중의학 이론이 생각하는 경혈이 기능성을 띄고 있다고 믿었습니다. 특히 마나카 요시오는 생물체 내에 에너지와 정보의 2가지 주요 시스템이 있고 에너지 시스템에는 근육, 혈액, 호흡, 소화 등의 시스템이 포함되며, 정보 시스템에는 신경 및 내분비 시스템이 포함된다고 보았습니다. 정보 시스템은 에너지 시스템에 작용하고 제어하며, 정보 시스템을 자극하는 것은 에너지 시스템을 자극하는 것보다 훨씬 적은 에너지를 필요로 합니다.

정보시스템은 다른 말로 'X-정보시스템'이라고도 하며, 해당 시스템의 정보 입력부와 반응출력부는 모두 특이성을 가지고 있으며, 점부터 선, 선부터 면까지 형성된 종합기능구조로 전체체계를 구성합니다. 이 시스템에서 지배적인 역할을 하는 것은 홀로그램 패턴, 즉 모든 국소부위는 전체를 투영하며, 이 정밀 시스템은 경혈에 주어지는 미세한 자극을 느끼고 구별할 수 있습니다.

1975년 Kellner실험에서 레이저가 조사되는 조직의 깊이가 마이스너 촉각소체 (Meissner 소체), Hoyer-Grosser기관, 말단혈류대(세동맥에서 정맥 중의 모세혈관으로 이동)를 자극하기에 충분하고 Yater-Pacini소체도 자극할 수 있습니다. 레이저 경혈 조사가 이러한 조직을 자극하면 신체 반응을 일으킬 수 있음을 실증하였습니다.

산둥성 룽칭현 인민병원은 반도체 갈륨비소 레이저 경혈 조사로 집토끼에게 족삼리 경혈을 조사하거나 저주파 전기펄스를 동시에 가하여 레이저 경혈 조사를 실시하였습니다. 이를 통해 위 전기효과(위전도 효과)가 양방향 조절 작용을 하고, 날록손(naloxone)(중추신경계에서 작용하는 아편류 약물의 효과를 차단하는 약물)정맥주사 후 위 전기효과(위전도 효과)가 반전됨을 입증하였습니다. 반도체 갈륨비소 레이저 경혈 조사는 전통적인 침 효과와 유사한 결과를 보였습니다. 레이저 단독으로 족삼리혈에 조사하면 위 전기신호는 주로 흥분효과로 침자보법과 유사하여 위기능 저하질환을 치료할 수 있으며 레이저와 저주파전기를 첨가하여 족삼리혈에 조사하면 이는 억제효과가 주된 효과로 침자사법과 유사하여 위기능 항진질환을 치료할 수 있습니다. 레이저 경혈 조사는 내인성 아편물질을 생성하고 위장도(胃肠道) 모르핀 수용체에 작용하여 위 전기효과의 변화에 영향을 줄 수 있으며 내인성 아편 물질의 방출로 인해 진통작용이 있음을 시사합니다.

1977년 볼츠만 연구소의 Kroetlinger는 레이저 경혈 조사치료와 침으로 경혈을 치료할 때를 비교하여 레이저를 정혈(사지의 경락에 대한 최종 경혈 위치)에 조사하였을 때, 전위 상승이 침구 효과와 유사함을 입증했으며 레이저를 경혈에 조사 후 생성된 전위 평형 작용도 침구 결과와 큰 차이가 없으며 레이저를 경혈에 조사하면 전위는 10mW 증가하지만 가짜 경혈을 조사하면 전위가 현저히 감소함을 입증하였습니다.

위의 모든 것은 레이저 경혈 조사가 경락의 순환 경로를 따라 침구로 치료하는 것과 동일하다는 것을 증명합니다. 경락은 주변의 비경혈 피부와 비교됩니다. 경락은 전기 저항이 작아서 전자파를 쉽게 느끼고 전도하는 경향이 있으며, 레이저는 방향성이 좋고 에너지가 집중될 뿐만 아니라 단색성이 좋고 일관성이 좋은 저주파이므로, 저항이 가장 작은 경락을 따라 전도하여 일정한 파동 형태로 자극 정보를 전달하고 소속 장기기관을 선호하는 경향이 있어 질병 치료 목적을 달성할 수 있습니다.

제3절　14경혈 중 레이저 상용혈

12경맥은 팔꿈치와 무릎 관절 아래에 분포하며, 경기(经气)의 출, 류, 주, 경, 입(出, 溜, 注, 经, 入)의 위치에 정, 형, 수, 경, 합(井, 荥, 输, 经, 合)의 5가지 특징을 지닌 혈을 오수혈이라 칭합니다. 역대 의학자들은 기혈이 경맥에서 운행되는 상황과 물이 흐르는 현상을 서로 비교했고, 경기의 흐름은 작은 곳에서 큰 곳으로 얕은 곳에서 깊은 곳으로, 경기의 출발은 물의 원천과 같기 때문에 '정(井)'이라고 불렀습니다. 경기가 흐르는 지점은 갓 나온 샘물과 같기 때문에 '형(荥)'이라고 불렸으며, 경기가 주입되는 곳은 얕은 곳에서 깊은 곳으로 들어가므로 '수(输)'라고 불렸고, 경기가 지나는 부위는 하천수가 흐르는 것 같기 때문에 '경(经)'이라고 불렸습니다. 그리고 모든 물이 바다에 모이는 것과 같이 경기는 마지막에 모두 모이기 때문에 이를 '합(合)'이라 칭하였습니다.

또한 "원혈"(인체의 원기작용이 모이는 부위, 인체 장부의 병변(病变)은 종종 여기에 반영), "낙혈"(대부분 표리경의 연결 부위에 위치하여 경락이 서로 하나로 연결), "유혈"(장부의 기는 등 부위의 수혈에 주입된다), "모혈"(장부의 기는 흉복부의 수혈에 모임), "팔맥교회혈"(임, 독, 충, 대, 음교, 양교, 음유, 양유와 같은 팔맥이 십이경 중 여덟 개의 혈자리를 교차), 팔회혈 (내장, 기, 혈, 근, 맥, 골, 골수의 정기가 모이는 곳), 극혈(극은 곧 구멍이라는 뜻), 하합곡(손삼양경의 하합은 족삼양경의 경혈) 등의 특수한 명칭을 지닌 혈이 있습니다.

1. 손태음폐경(중국의 전통 의학에서 사용되는 용어로, 손을 통해 흐르는 '태음' 에너지 채널이 폐를 통과한다는 뜻)

1. 폐경의 움직임

중초 → 대장 → 위상구 → 격막 → 폐 → 후두 → 겨드랑이 아래 → 상완 내측 → 팔꿈치 → 상완 (수양명대장경) 검지 끝 ← 팔목 ← 촌구(맥 짚는 곳) → 어간 → 엄지 끝

2. 폐경의 주요기능(에너지와 피의 순환을 조절하고, 호흡, 보호, 그리고 체내 유체의 대사를 관리하는 것)

(1) 내장 질환: 주로 기침, 천식, 호흡곤란, 답답함 등의 폐 질환을 치료하며, 폐와 입과 코가 서로 통하기 때문에 코막힘, 감기, 콧물 등의 증상이 나타날 수 있습니다. 폐는 대장을 따라 연결되어 내려가기 때문에 대장의 질환도 치료할 수 있습니다.

(2) 외경 질환: 폐경 순환선을 따라 저림, 통증, 오한, 쑤심 등의 이상 감각은 일반적으로 쇄골상와, 상완, 전완의 내측 윗쪽 가장자리에 나타납니다.

(3) 비정상적인 감정 조절: 폐는 의지에 있고 슬픔을 주관하며 감정을 담담하게 하고 마음을 편안하게 합니다.

(4) 피부 질환: 폐는 겉피부를 주관하는 관계이기에, 고로 아토피 피부 질환, 기미 등과 같은 피부 질환을 야기합니다.

3. 가장 좋은 치료 시간: 폐경(肺经)의 경기가 왕성할 때는 아침 3-5시이지만 수면 시간이므로 동명경에서 찾을 수 있습니다. 즉, 오전 9-11시 비경이 왕성할 때가 가장 최적의 치료 시간입니다.

표 3-1 수태음폐경 레이저 침구 상용혈위

혈 위치	위치와 주요 치료
중부혈 (中府)	폐질환은 제1늑간 정중선에서 6인치에 떨어진 움푹 들어간 곳이 주로 사용되는 경혈이며, 일반적으로 기침, 천식, 흉통을 치료하는데 이 혈은 수, 족태음이 모이는 곳이기 때문에 비장을 튼튼하게 하고 복부팽만, 어깨통증 등을 치료할 수 있습니다.
척택혈 (尺泽)	팔꿈치 가로주름 중 상완 이두근의 외측 오목한 곳에 위치하여 기침, 각혈, 천식, 인후종통, 팔꿈치 통증을 주로 치료합니다.
열결혈 (列缺)	전완 요골 외측연, 요골경돌 위, 손목의 가로 줄무늬 위 1.5인치에 위치. 위팔노근과 장무지외전근퇴 사이. 양손을 마주 잡고 왼손의 검지는 오른쪽 손목의 위로 향했을 때 검지의 아래 부위를 가리킵니다. 열결혈은 삼경회혈이므로 폐경, 대장경, 임맥의 경기를 동시에 조절할 수 있습니다. 두통, 코막힘, 콧물이 흐르는 경우 사용할 수 있습니다. 임맥과 연결되어 폐와 신장의 음허를 보충할 수 있기 때문에 중년의 당뇨병, 이명, 두 눈의 뻑뻑함 및 갱년기의 짜증, 불면증을 모두 조절할 수 있으며 손목이 통증으로 불편할 때도 사용할 수 있습니다.

그림3-4 수태음폐경 레이저 상용혈위

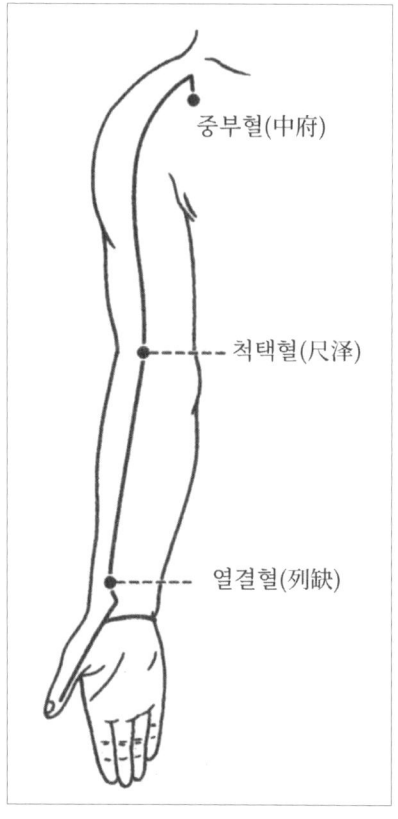

4. 일반적으로 사용되는 레이저 경혈: 폐경에는 총 12개의 경혈이 있지만 일반적으로 사용되는 레이저 경혈은 주로 3개의 경혈이 있습니다 (표 3-1, 그림 3-4).

2. 수양명대장경 (대장경락)

1. 대장경의 주행: 상양혈에서 시작하여 영향혈에서 멈추며 좌우에 총 20개의 혈이 있고 검지외측, 팔 등 외측 및 목, 얼굴에 분포합니다.

2. 대장경의 주요 기능: 족양명위 경락에 속하는 장과 위장은 사람의 소화, 흡수 및 노폐물 배출 기관입니다. 대장경에 병변이 발생하면 주로 다음과 같은 질병이 나타납니다.

(1) 상반신 부위 병: 수양명대장의 혈기가 원활하지 않으면 검지, 중지, 상지, 뒷 어깨 등의 경락선에 통증, 시큰거림, 붓기, 저림 등의 불편함을 유발할 수 있습니다.

(2) 오관(눈, 코, 입, 귀, 피부 또는 마음) 질환: 수양명대장경은 얼굴, 아랫니, 코와 밀접한 관련이 있음을 알 수 있으므로 질병이 있는 경우 눈이 마르고 붉어지며 입이 마르고 콧물이 흐르고 코 출혈, 잇몸 부기, 인후통 등이 있을 수 있습니다.

(3) 폐: 호흡기 질환의 경우 폐와 대장은 조금도 관련이 없어 보이지만 일상적으로 대장이 원활하면 인후통의 부기가 좋아져 폐와 대장의 관계가 있음

을 설명할 수 있습니다.

3. 가장 좋은 치료 시간: 대장경 기혈이 가장 왕성할 때는 묘시(오전 5~7시)입니다. 하지만 일찍 일어나는 것이 익숙하지 않은 사람은 1시진을 미룰

표 3-2 수양명대장경 레이저 상용혈위

혈 위치	위치와 주요 치료
합곡혈 (合谷)	손등의 첫 번째와 두 번째 손뼈 사이, 두 번째 손뼈 외측의 중간 지점입니다. 즉, 둘째 손가락이 합쳤을 때 손아귀 근육의 볼록한 부분의 중앙에 위치합니다. 이 혈은 수양명 대장경의 원혈(인체의 원기가 지나가고 멈추는 부위)로 '면구합곡수(面口合谷收)'라고도 불립니다. 주로 두통, 치통, 인후통, 편도선염, 비염, 이하선염, 중풍 등을 치료하며, 위경과는 모두 '양명경기'이므로 위장질환을 치료할 수 있습니다.
곡지혈 (曲池)	팔꿈치 관절을 구부릴 때 팔꿈치 횡문의 바깥쪽 끝에 위치합니다. 이 혈은 수양명대장경의 합혈로 대장경 경혈이 이곳을 거쳐 장기로 합류하기 때문에 양명경 경기와 장기의 기능을 조절하는 데 중요한 의미가 있으며 예를 들어 고혈압, 고혈당 환자가 이 혈에 레이저를 조사하면 혈당과 혈압을 조절하는 데 도움이 되고, 또한 인후통, 토사, 상지중풍, 상지마비, 두드러기에 효과가 있어 강장혈의 하나입니다.
肩髃 (肩髃)	어깨, 삼각근 위, 팔을 벌렸을 때 어깨 봉우리 앞 아래 움푹 들어간 곳에 위치합니다. 주로 어깨 관절통, 상지중풍, 상지 마비를 치료합니다.
부돌혈 (扶突)	목 외측, 목젖 옆, 흉쇄유돌근의 앞과 뒤 가장자리 사이에 있습니다. 인후종통, 오십견통 등을 주로 치료합니다.
영향혈 (迎香)	콧날 옆 0.5인치, 코와 입술 홈에 위치합니다. 주요치료: 급성만성비염, 갑상선기능항진(T3와 T4를 낮출 수 있음), 삼차신경통, 알레르기비염, 안면질환 등

그림3-5 수양명대장경 레이저 상용혈위

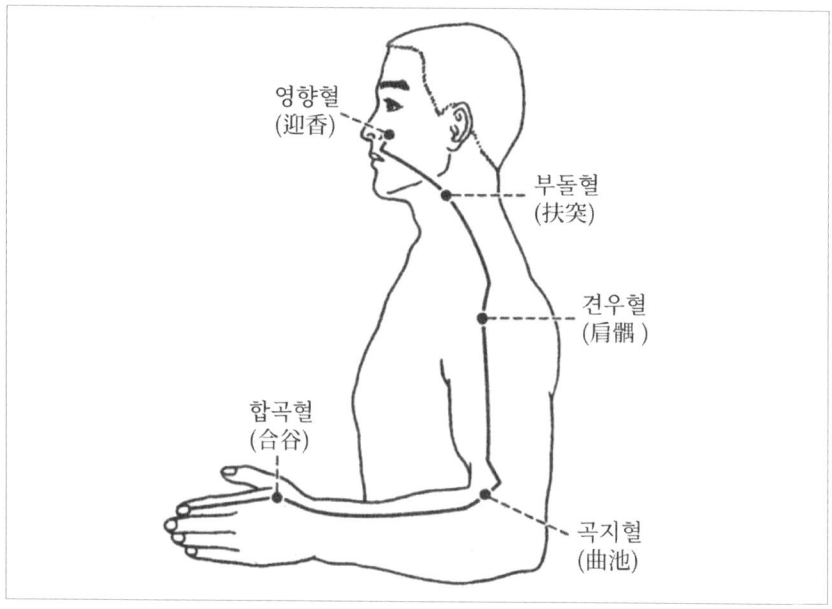

수 있습니다. 같은 이름의 경락(동명경, 同名经)인 족양명위경이 가장 왕성할 때는 진시(오전 7~9시)에 해당합니다.

4. 레이저의 일반적인 경혈에는 5개의 경혈이 있습니다(표 3-2, 그림 3-5).

3. 족양명위경

1. 위경의 주행: 승읍혈에서 시작하여 여태혈에 멈추며, 좌우 각 45개의 혈이 머리, 목, 가슴, 복부, 하지의 앞쪽과 바깥쪽에 분포합니다.

2. 위경의 주요 기능: 비장과 위장은 '후천적 근본'으로 비장과 위장은 소화 흡수 기능을 가지고 있으며 기혈 생화학의 근원이자 인체 대사 에너지의 원천입니다. 비장과 위장의 기능이 좋지 않으면 대사장애가 발생하고 오장육부가 정상적으로 작동하지 않으며 주요 병변은 다음과 같습니다.

(1) 위장 시스템: 복통, 복명, 복부 팽만, 구토, 설사입니다.
(2) 안면 질환: 치통, 안과 질환, 인후통, 안면 마비입니다.

(3) 정신, 의식: 놀람, 조급함.

(4) 경맥이 지나는 부위의 통증, 예를 들어 입꼬리 삐뚤림, 무릎 관절, 흉유부, 복부, 대퇴부, 하지의 바깥쪽 통증 등이 있으며, 특히 중풍 편마비 후 팔다리가 위축되고 힘이 없을 때 위경혈을 취하는 경우가 많으며, 즉 '치위독취양명(治痿独取阳明)'은 한편으로는 비위를 건강하게 하고, 비위는 기혈 생화학(기혈 생화학의 근원은 중의학에서 특히 비장을 말하며, 비장이 전신 장부와 경락 조직에 미치는 영향에 대한 높은 일반화입니다. 중의학의 기본 이론에 따르면 비장은 후천적인 기초이며 기혈과 생화학의 근원입니다. 기혈 생화학의 근원은 몸의 기혈의 근원이 모두 비장에서 나온다는 뜻입니다.)의 근원이기에, 다른 한편으로는 근육 위축을 점차 회복시킵니다.

3. **치료하기 가장 좋은 시간**: 매일 아침 7~9시는 위경 경기가 가장 왕성할

표3-3 족양명위경 레이저 상용혈위

혈 위치	위치	주요 치료
승읍혈 (承泣)	양교맥, 임맥과 족양명위경의 합혈로써, 얼굴 부위의 동공 바로 아래, 안구와 눈자위 아래 선의 사이	외안염증, 비정시안, 녹내장, 시신경염, 망막염, 시신경위축, 백내장, 안와하신경통 등 눈질환
사백혈 (四白)	얼굴, 동공 바로 아래, 안와 아래 움푹 들어간 곳	눈병, 삼차신경통, 안면신경마비, 축농증 등
지창혈 (地仓)	수양명대장경과 족양명위경의 회혈로 얼굴, 입꼬리 바깥쪽에서 눈동자로 일직선 방향	안면신경마비, 삼차신경통, 안면근경련 등
협차혈 (颊车)	뺨, 턱뼈의 각진 앞 윗부분에서 옆으로 약 1촌정도입니다. 씹을 때 교근육이 융기된 곳에서 움푹 들어간 곳을 눌러줍니다.	이하선염, 턱관절염, 안면신경염, 이차신경통

(하관혈 下关)	족소양담경과 족양명위경의 교회혈로 얼굴부분의 귀 앞쪽, 관골궁과 하악절흔에 형성된 움푹 들어간 곳	치통, 이통, 난청, 턱관절염, 턱관절장애, 안면신경염, 삼차신경통
인영혈 (人迎)	목, 후결 옆, 흉쇄유돌근 앞쪽 가장자리, 경동맥 박동 부위	고혈압, 천식, 인후통, 갑상선질환, 후두염, 반신불수
유근혈 (乳根)	가슴, 유두 아래 유방 뿌리 부위, 제5늑간격 앞 정중선 4인치	젖 분비 부족, 유선염 등
양문혈 (梁门)	상복부, 배꼽 위 4촌, 앞 정중선에서 2인치 거리	위통, 복부팽만, 설사, 식욕부진 등
천추혈 (天枢)	배 중앙부에서 제중혈에서 2인치 거리에 있는 천추혈은 '모혈'로 오장육부의 기가 흉복부에 집중되는 혈이므로 병이 내적으로 발생하든 외사가 침입하든 상관없이 모혈에 반응이 있습니다.	천추혈은 장에 정확히 대응 때문에 변비, 소화불량, 메스꺼움, 구토, 복부팽만 등을 치료하고 월경불순, 생리통에도 효과가 있습니다.
수도혈 (水道)	하복부, 제중혈에서 아래로 3인치, 앞 정중선에서 2인치 거리	아랫배 팽만감, 요도감염, 신장염, 부종, 요저류, 월경불순, 생리통, 불임증 등
양구혈 (梁丘)	무릎을 굽혀 허벅지 앞쪽, 뼈 앞쪽 상극과 슬개골 낮은 바깥쪽 끝의 연결선 위, 슬개골 바닥 위 2인치 거리	양구는 위의 '극혈'을 의미하며, 극은 '구멍'을 의미합니다. 극혈은 혈증을 치료하는 데 자주 사용되며 양구혈은 급성 위통 치료에 자주 사용되며 양경에 속하며 양구는 급성 위통 및 위경련 치료에 매우 효과적입니다. 또한 무릎관절통, 다리와 무릎 류머티즘 관절염 등의 치료에도 사용됩니다.

독비혈 (犊鼻)	무릎을 굽혀 무릎, 슬개골과 슬개골 인대 바깥쪽으로 움푹 들어간 곳	무릎 관절통, 류머티즘 관절통
족삼리혈 (足三里)	인체의 제1장수혈로 종아리 앞쪽 바깥쪽에 위치하며 독비혈 아래 3인치이며 경골 앞쪽 가장자리에서 1인치(가운데 손가락) 떨어져 있으며 본경의 합혈입니다.	족삼리혈을 자극하면 위장의 연동운동을 강력하고 규칙적으로 움직이게 할 수 있으며 다양한 소화효소의 활력을 높이고 식욕을 증가시키며 소화를 돕고 심장기능을 개선하고 심박수를 조절하며 적혈구, 백혈구, 헤모글로빈을 증가시키고 혈당을 조절하고 균형을 유지하며 내분비선 분비를 촉진하고 면역력을 향상시킬 수 있으므로 '두복삼리류'라는 말이 있으며 소화기 계통의 흔한 질병에 좋은 효과가 있습니다. 위장 외에도 담낭염, 담석, 신장 결석 협통 및 당뇨병, 고혈압 등에 좋은 효과가 있습니다. 뇌졸중과 혈관성 질환, 부인과 월경불순, 생리통 등에 좋은 효과가 있습니다.
풍륭혈 (丰隆)	종아리 앞쪽 바깥쪽, 바깥쪽 복사뼈 위 8인치, 경골 앞쪽 가장자리에서 2인치 거리 (가운데 손가락)	기침, 가래, 인후종통, 하지마비, 저림, 뻐근함 등
여태혈 (厉兑)	2번째 발가락 말단 바깥쪽에 위치하며 발톱에서 0.1인치 떨어져 있으며 정혈에 속합니다	열병, 안면신경마비, 치통, 실신 등

그림 3-6 족양명위경 레이저 상용혈위

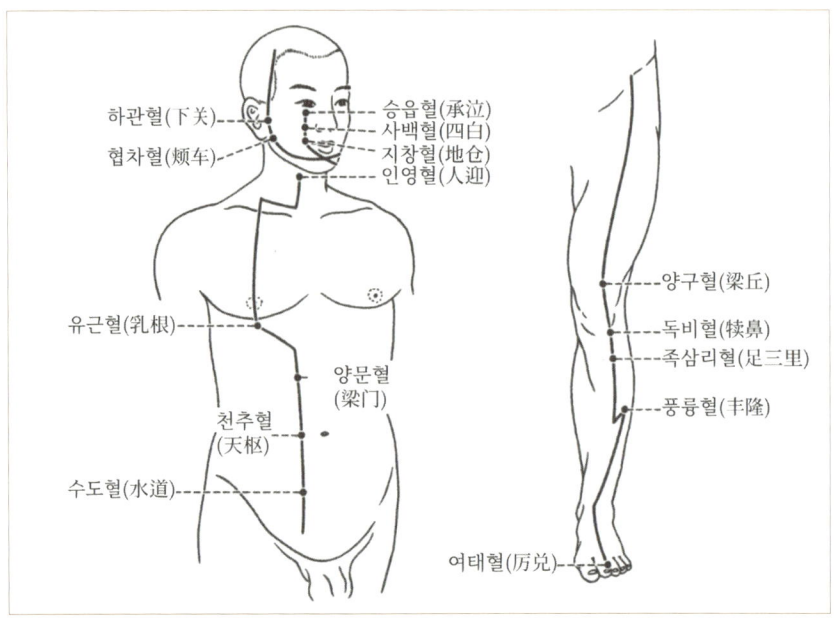

때이므로 이때 치료 효과가 가장 좋습니다.

4. 레이저의 일반적인 경혈에는 15개의 경혈이 있습니다(표 3-3, 그림 3-6).

4. 족태음비경

1. **비경의 주행**: 은백혈에서 시작하여 대포혈에서 멈추고 왼쪽과 오른쪽으로 각각 21개의 혈이 큰 발가락, 내복사뼈, 종아리, 허벅지 안측, 가슴과 복부의 제3측선에 분포합니다.

2. **비경의 주요 기능**: 비경과 관련된 내장으로 비장, 위 및 심장이 있습니다. 주요 기능은 다음과 같습니다.

(1) 비장은 혈액의 주행이 경맥으로 운행토록 하고 밖으로 넘치지 않도록 통괄하고 구속하는데, 이를 "비통혈"이라고 합니다. 일반적으로 출혈 증후군은 대부분 화열과 관련이 있으며, 피가 화열의 사(邪)에 의해 방해를 받으면

구속되지 않고 마음대로 행동하여 다양한 출혈 증후군이 나타납니다. 또한 출혈은 화열(火热)의 주사(主邪)와 무관하게 비의 기운에 의해 혈관에서 혈액의 규칙적인 작동을 구속하는데 만일 비의 기운이 약하여 혈액의 운행을 구속할 수 없으면 자반, 산후출혈, 변혈, 요혈 등 출혈증상이 나타나고 이때는 사화(泻火)보다는 비장을 보(补)해야 합니다. 만일 불통(不通)이면 경로에 추위, 쑤심, 팽만감, 저림, 통증 등이 나타날 수 있습니다.

(2) 비장은 혀와 인두를 포함한 오관(五官, 눈, 코, 귀, 입, 마음)과 관련이 있으며 '비장은 입을 통해 드러나며 그 증상의 화려함은 입술에 있고, 비장이 주관하는 타액은 침이다'이므로 병이 있을 때 자신도 모르게 침을 흘리고 식후 바로 토하는 현상 등이 나타나게 됩니다.

(3) 오장육부 질환: '음주리, 양주표(阴主里 , 阳主表)'이므로 비경은 전신피로, 전신 통증, 복통, 복부 팽만, 묽은 변, 가슴 답답함, 명치아래 급통을 치료할 수 있습니다.

표 3-4 족태음비경 레이저 상용혈위

혈 위치	위치	주요 치료
태백혈 (太白)	수혈이자 원혈입니다. 발 안쪽 가장자리에 위치하며, 첫번째 발가락 관절의 뒤쪽 아래 적백육제의 오목한 곳	식욕부진, 복부팽만, 설사 등 오장육부병
삼음교혈 (三阴交)	족태음비경, 족소음신경, 족궐음간경이자 삼경의 회혈로 종아리 안쪽에 위치하며 복사뼈 끝에서 위로 3인치이며 경골의 안쪽 가장자리 뒤쪽입니다.	부인병, 그래서 '여삼리'라고도 하는데, 예를 들면 생리통, 월경불순, 갱년기 증후군 등입니다.
음릉천혈 (阴陵泉)	본경의 합혈로 종아리 안쪽, 경골 안쪽 뼈 뒤쪽 아래 오목한 곳	복부팽만, 복통, 설사, 황달, 부종, 유뇨증, 유정, 월경불순

혈해혈 (血海)	허벅지 안쪽, 슬개골 바닥 안쪽 끝에서 2인치 부분, 대퇴부의 사두근 안쪽 끝에 융기된 곳 (왼손바닥을 오른쪽 무릎에 대고 엄지손가락 아래 근육이 움푹 들어간 곳)	혈액 요혈을 치료하면 부인병, 습진, 단독 및 혈액병 (백혈구 저하 등)에 효과가 좋습니다

그림 3-7 족태음비경 레이저 상용혈위(침구 지점)

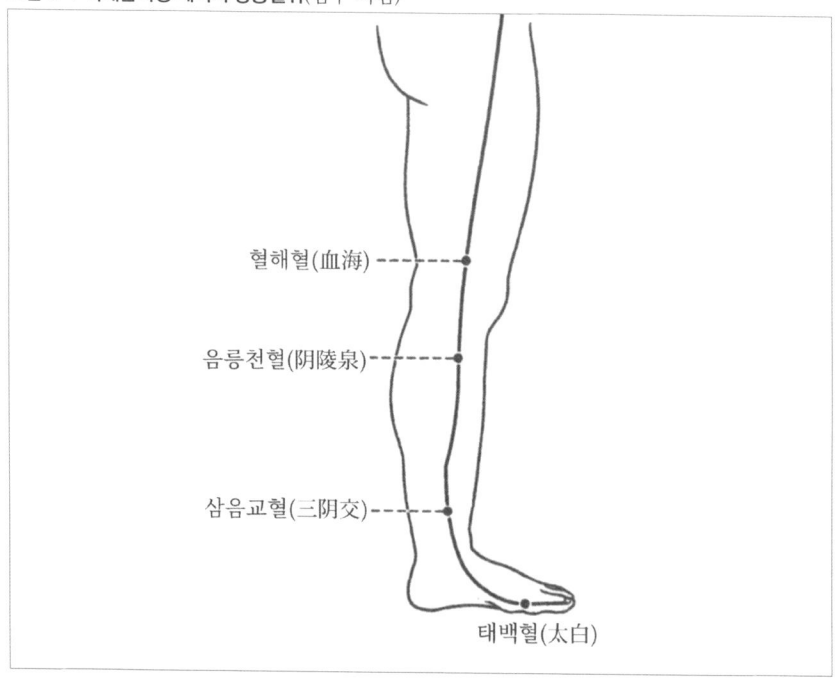

3. **치료하기 좋은 시간**: 비경이 왕성할 때인 오전 9~11시, 이때는 인체의 양기가 상승기에 있어 치료에 가장 좋은 시기입니다.

4. **레이저의 일반적인 경혈에는 4개의 경혈이 있습니다**(표 3-4, 그림 3-7).

5. **수소음심경**

1. **심경의 주행**: 극천혈에서 시작하여 소충혈에서 멈추고 왼쪽과 오른쪽에 각각 9개의 혈이 겨드랑이, 상지 손바닥의 척측연과 새끼손가락의 요골측 (엄

지방향쪽 측면) 끝에 분포합니다.

2. 심경의 주요 기능: 한의학에서 '심주신(心主神, 심장은 정신을 주관)' 이라고 하므로 심경은 정신, 정신과 관련이 있다고 볼 수 있습니다. 심경이 비정상인 사람은 심장과 가슴의 답답함, 통증, 팔의 음면(안쪽)의 새끼손가락 쪽으로 마비, 통증이 나타날 수 있고 불면증, 관심병, 경추 질환으로 인한 상지 저림 등에 심경이 효과적입니다

3. 치료하기 좋은 시간: 심경이 가장 왕성한 때는 정오, 즉 정오 11~13시

표 3-5 수소음심경 레이저 상용혈 위치

혈 위치	위치	주요 치료
극천혈 (极泉)	겨드랑이 부위, 겨드랑이 동맥 박동부	심장병 (예: 관상동맥성심질환)과 경추 질환으로 인한 상지 마비
신문혈 (神门)	수혈이자, 원혈로, 손목 관절측 횡문 척측 끝, 척측 팔을 굽히는 근육의 요측 오목한 곳에 위치	불면증, 히스테리와 심통, 두근거림 등

그림 3-8 수소음심경 레이저 상용혈위

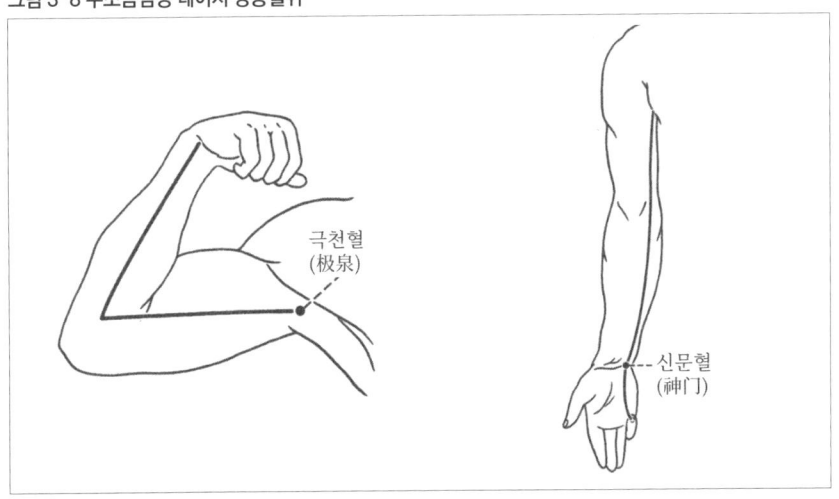

이며, 이때는 양기가 가장 왕성한 때이며, 그 다음 음으로 전환되어 음기가 상승하기 시작합니다.

4. **레이저의 일반적인 경혈에는 2개의 경혈이 있습니다**(표 3-5, 그림 3-8).

6. 수태양소장경

1. **소장경의 주행**: 소택혈에서 시작하여 청궁혈에서 끝나며, 좌, 우 각 19혈이 손바닥의 측면과 팔 등쪽의 척측연, 날개뼈, 측경부 및 뺨에 분포합니다.

2. **소장경의 주요 기능**: 소장경과 수소음심경은 겉과 속이 같기 때문에 임상적으로 소장경도 '심화(마음 속 화, 心火)'를 가라앉히는 데 사용할 수 있습니다. 정신 질환, 체액 질환, 종양 및 독 등에 효과적입니다.

3. **치료하기 좋은 시간**: 소장의 경기가 가장 왕성할 때인 오후 13~15시,

표 3-6 수태양소장경 레이저 상용혈위

혈 위치	위치	주요 치료
후계혈 (后溪)	본경의 수혈이자, 팔맥의 교회혈로 독맥을 통합니다. 손바닥 척측에서 주먹을 약간 쥐고 5번째 손가락 관절 뒤쪽에 있는 바깥쪽 횡문 끝 적백육제(赤白肉際) 부분	두통, 특히 급성 허리디스크 특효혈, 낙침, 늑간신경통, 견완통 등
견정혈 (肩贞)	어깨관절 뒤 아래, 팔 안쪽으로 접을 때 겨드랑이 뒤 접힌 부위 끝 1인치	어깨통증(오십견 등)
노수혈 (臑俞)	수태양소장경, 양유맥과 양교맥의 회혈로 어깨, 겨드랑이 뒷 접힌 부위 위, 견갑골 아래 가장자리 오목한 곳	어깨통증
관료혈 (顴髎)	얼굴에서, 눈 밖 눈동자 바로 아래, 이마뼈 아래 가장자리 움푹 들어간 곳	안면신경염, 삼차신경통
천종혈 (天宗)	견비부, 언덕 아래 중앙의 오목한 곳으로 제4흉추와 평행한 곳	목 어깨 증후군(컴퓨터병) 등

낙침혈 (落枕)	손등 검지와 중지의 뼈 사이	잠잘때의 낙침증상 (베게를 잘못 베고 자서 목이 뻣뻣해지는 현상)
청궁혈 (听宮)	수소양삼초경, 족소양담경과 수태양소장경의 회혈로 얼굴 귀 구슬점 앞, 아래턱뼈가 튀어나온 부분의 뒤쪽, 입을 벌릴 때 움푹 패인 곳	난청, 이명, 중이염, 두통, 치통, 턱관절 장애

그림3-9 수태양소장경 레이저 상용혈위

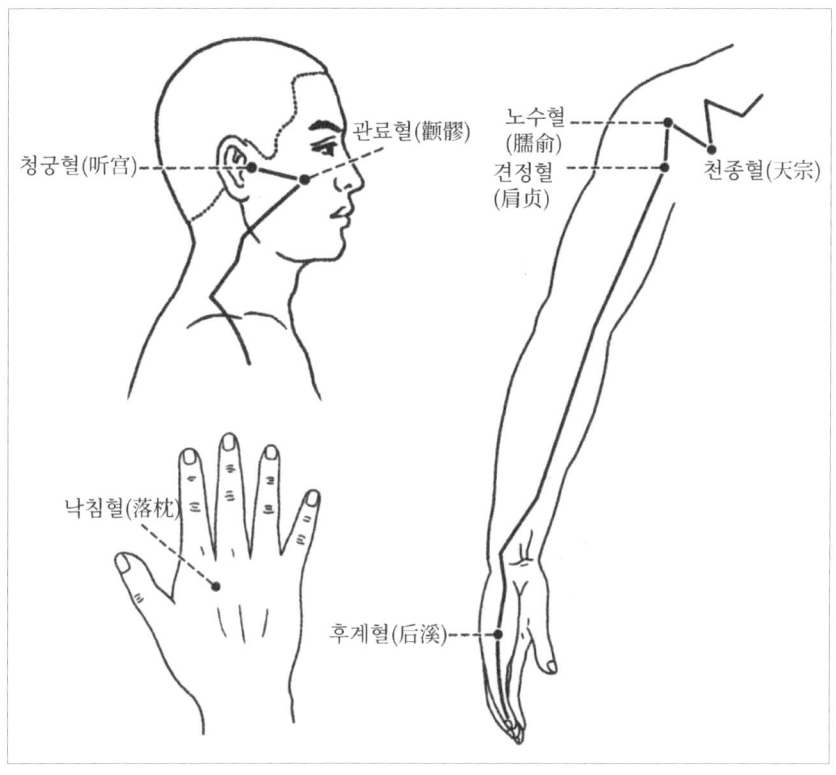

이때 양기가 떨어지기 시작하고 음기가 상승하기 시작하는데 이때 치료가 가장 좋습니다.

4. 레이저의 일반적인 사용 경혈: 7개 혈위(표 3-6, 그림 3-9).

7. 족태양방광경

1. 방광경의 주행: 정명혈에서 시작하여 지음혈에서 멈추며, 좌, 우에 각 67혈이 존재합니다. 14경 중 혈자리가 가장 많은 경이고 총 1개의 주선과 3개의 지선이 있고, 안와 주위, 전두, 정수리, 경부, 등허리의 척추 양측, 하지의 후외측 및 새끼발가락 끝에 분포합니다.

2. 방광경의 주요 기능: 방광경이 대부분 등 뒤에 있기 때문에 방광경에 문제가 생기면 등이 뻣뻣해지고 아프며 이러한 증상이 다리를 따라 점차 아래로 내려갈 수 있습니다. 예를 들어 비장근통, 무릎관절 장애, 발가락이 마음대로 움직일 수 없는 경우가 발생할 수 있습니다.

표 3-7 족태양방광경 레이저 상용혈위

혈 위치	위치	주요 치료
정명혈 (睛明)	수태양소장경, 족태양방광경, 족양명위경, 양교맥과 음교맥의 회혈로, 안면에 위치하며, 눈 안쪽과 콧대 사이 위쪽 움푹 들어간 부위	눈병에 가장 많이 쓰이는 혈자리이자, 딸꾹질 치료에도 자주 쓰이는 혈자리
찬죽혈 (攢竹)	얼굴부위에서 눈썹 끝 움푹 들어간 곳, 안와상절흔(眼窩上切痕) 부위	눈질환, 안면신경 마비
대저혈 (大杼)	독맥의 별락(경락과 경락을 연결하는 것)이자, 팔회혈의 골회혈입니다. 족태양방광경과 수태양소장경의 회혈이며, 등쪽의 제1흉추 극돌기 아래에 위치하며, 양 옆으로 1.5인치 떨어져 있습니다.	감기, 발열, 목통증, 인후통
폐수혈 (肺俞)	폐의 배수혈. 등쪽의 제3흉추 극돌기 아래에 위치하며, 양 옆으로 1.5인치 떨어져 있습니다.	기관지 및 폐질환, 어깨통증 등

혈자리	위치	주치
심수혈 (心俞)	심장의 배수혈. 등쪽의 제5흉추 극돌기 아래에 위치하며, 양 옆으로 양 옆으로 1.5인치 떨어져 있습니다.	심장질환, 신경쇠약, 정신병, 기침, 천식 등
격수혈 (膈俞)	팔회혈 중 혈회혈은 등 제7흉추 극돌기 아래에 위치하며, 양 옆으로 1.5인치 떨어져 있습니다.	각종 혈액과 관련된 병, 예를 들면, 토혈, 육혈, 대변혈, 소변혈, 빈혈, 애역(딸꾹질), 구토, 기침 등이다.
간수혈 (肝俞)	간의 배수혈. 등쪽의 제9흉추 극돌기 아래에 위치하며, 양 옆으로 1.5인치 떨어져 있습니다.	간담질환, 위질환, 늑간신경통
담수혈 (胆俞)	담의 배수혈. 등쪽의 제10흉추 극돌기 아래에 위치하며, 양 옆으로 1.5인치 떨어져 있습니다.	간담질환, 위질환, 흉늑통
비수혈 (脾俞)	비장의 배수혈. 등쪽의 제11흉추 극돌기 아래에 위치하며, 양 옆으로 1.5인치 떨어져 있습니다.	위장 질환과 출혈성 질환
위수혈 (胃俞)	위의 배수혈. 등쪽의 12번째 흉추 극돌기 아래쪽에 위치하며, 양 옆으로 1.5인치 떨어져 있습니다.	위질환과 흉협통
신수혈 (肾俞)	신장의 등수혈은 허리 제2요추 극돌기 아래에 위치하며, 양 옆으로 1.5인치 떨어져 있습니다.	생식기 및 비뇨기 질환, 예를 들어 발기부전
대장수혈 (大肠俞)	대장의 배수혈. 허리 제4요추 극돌기 아래에 위치하며, 양 옆으로 1.5인치 떨어져 있습니다.	복부팽만, 복통, 장명, 설사, 변비, 요통 등
관원수혈 (关元俞)	허리 제5요추 극돌기 아래에 위치하며, 양 옆으로 1.5인치 떨어져 있습니다.	소변불리, 요로감염, 유뇨, 당뇨병, 요통 등

혈 이름	위치	효능
소장수혈 (小肠俞)	소장의 배수혈. 천골의 정중앙 등골뼈 양 옆으로 1.5인치 떨어져 있고, 제1천골의 뒤쪽 구멍과 평행하여 위치합니다.	유정, 유뇨, 요혈, 복부팽만, 당뇨병, 요천골통
방광수혈 (膀胱俞)	방광의 등쪽 수혈. 천골의 정중앙 등골뼈 양 옆에 1.5인치에 위치, 제2천골의 뒤쪽 구멍과 평행합니다.	요도감염, 발기부전, 유뇨, 소변불리, 당뇨병, 요통 등 비뇨기 및 생식기 질환
승부혈 (承扶)	허벅지 뒤 엉덩이 아래 가로 주름 중간 지점에 위치	하지 마비와 좌골신경통
은문혈 (殷門)	허벅지 뒤에 위치하며, 승부혈과 위중혈에 연결된 선 위에, 승부혈 아래 6촌 떨어진 곳에 위치	허리와 다리 통증, 하지 마비
위중혈 (委中)	본경의 합혈. 사총혈입니다. 오금의 가로 주름에서 중간지점이며, 대퇴이두근과 반건근의 중간지점에 위치	허리와 다리 통증과 무릎 관절통, 그래서 '등허리는 위중혈이 구한다'라는 말이 있습니다.
승산혈 (承山)	종아리 뒤 한가운데, 위중혈과 곤륜혈 사이이며, 종아리를 곧게 펴거나 발뒤꿈치를 올릴 때 비장근의 근육부 아래 뾰족하게 튀어난 부위의 움푹 들어간 곳이 생기는데 그곳이 승산혈입니다.	요통, 종아리 경련, 마비, 치질에도 효과적
곤륜혈 (昆仑)	발뒤꿈치 뒤쪽으로 바깥쪽 복사뼈 끝과 아킬레스건 사이 움푹 들어간 곳에 위치	두통, 현기증, 목덜미와 등/허리와 다리 통증, 하지마비
지음혈 (至阴)	본경의 정혈로써, 발의 새끼발가락 바깥쪽으로 발톱에서 0.1인치 떨어진 곳에 위치	태위부정, 난산, 두통, 현기증 등

그림 3-10 족태양방광경 레이저 상용혈위

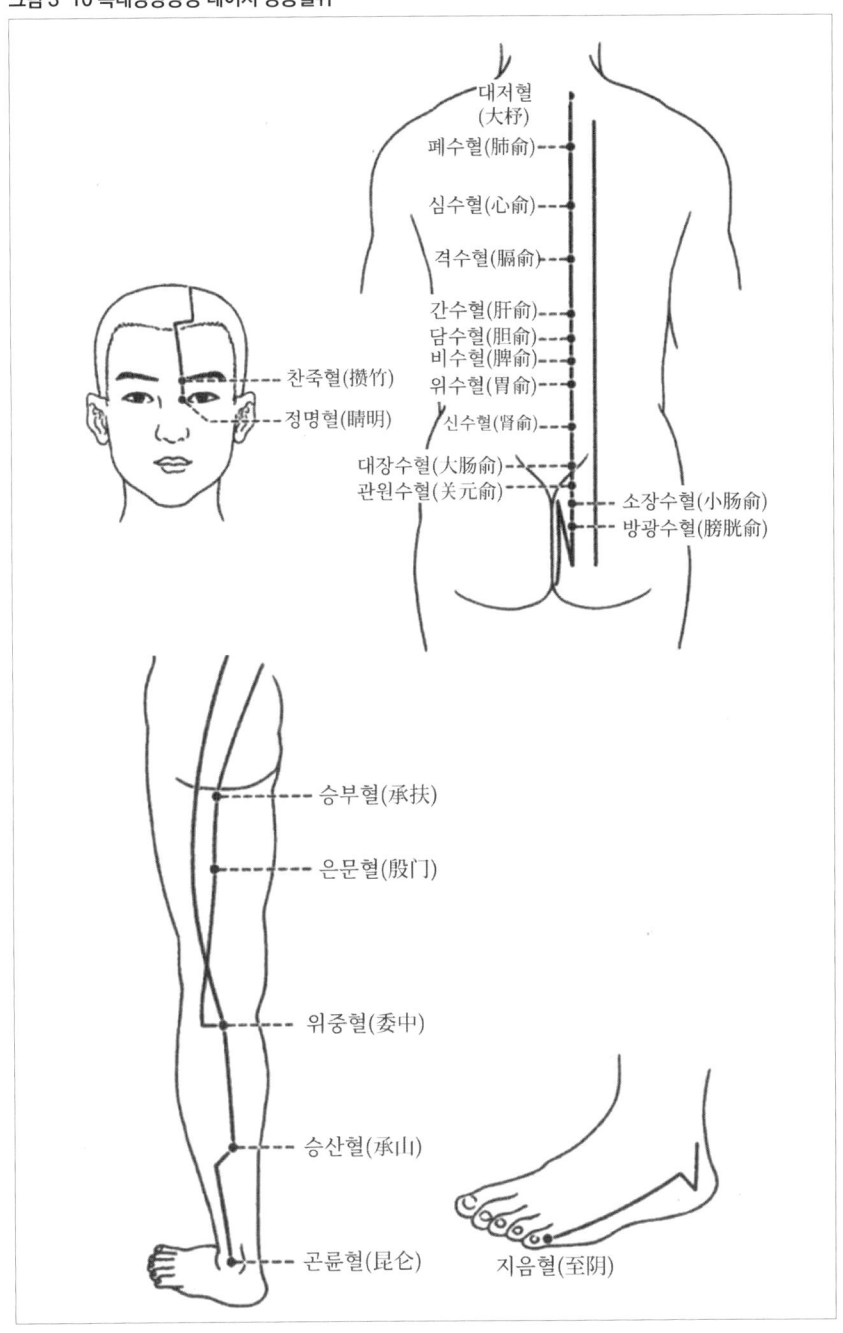

3. **치료하기 좋은 시간**: 방광의 경기가 가장 왕성한 시간은 신시, 즉 오후 15~17시이며 이때 치료 효과가 가장 좋습니다.

4. **레이저의 일반적인 경혈**: 21개의 경혈이 있습니다(표 3-7, 그림 3-10).

8. 족소음신경

1. **신경의 주행**: 용천혈에서 시작하여 유부혈에서 멈추고 왼쪽과 오른쪽 각각 27개의 혈이 족심, 복사뼈 뒤쪽, 하지 안 뒤쪽 가장자리, 복부 앞쪽 부분에 분포합니다.

2. **신경의 주요 기능**: 신경이 내장 및 장기와 가장 많이 연결되어 있기 때문에 경락을 따라 자극하면 많은 경락의 고르지 못한 기를 소통시킬 수 있으며 연결된 기관의 내장에 좋은 조절 효과가 있습니다.

표 3-8 족소음신경 레이저 상용경혈

혈 위치	위치	주요 치료
용천혈 (涌泉)	인체 제2의 장수혈로 발바닥에 위치하고, 발을 웅크릴 때 발 앞부분에 움푹 패인 곳, 제2, 3발가락 사이 물결주름의 끝과 발뒤꿈치 중간점 연결하여 앞 1/3과 뒤 2/3 교차점에 위치	고혈압 당뇨병 협심증 알레르기 비염 구강궤양과 백발 호흡기 질환에도 효과적
태계혈 (太溪)	발 안쪽, 안쪽 복사뼈 끝과 아킬레스건 사이의 움푹 들어간 곳에 위치. 태계혈은 신경의 원혈로, 치료할 때 "신장을 보양하고, 신장의 기를 보양하며, 신장과 양기를 튼튼하게 하고, 자궁을 다스림" 기능을 가지고 있습니다.	신장염, 유뇨, 발기부전, 음랭, 월경불순, 하지마비 등 생식비뇨기 질환은 물론, 인두염과 천식도 치료할 수 있습니다.
조해혈 (照海)	팔맥의 교회 중 하나로 음교맥, 족소음신경, 음교맥의 회혈을 통합니다. 발 안쪽 복사뼈 끝에서 아래 오목한 곳에 위치	월경불순, 생리통, 가려움증, 자궁탈, 요로감염 등 부인과 질환

그림 3-11 족소음신경 레이저 상용혈위

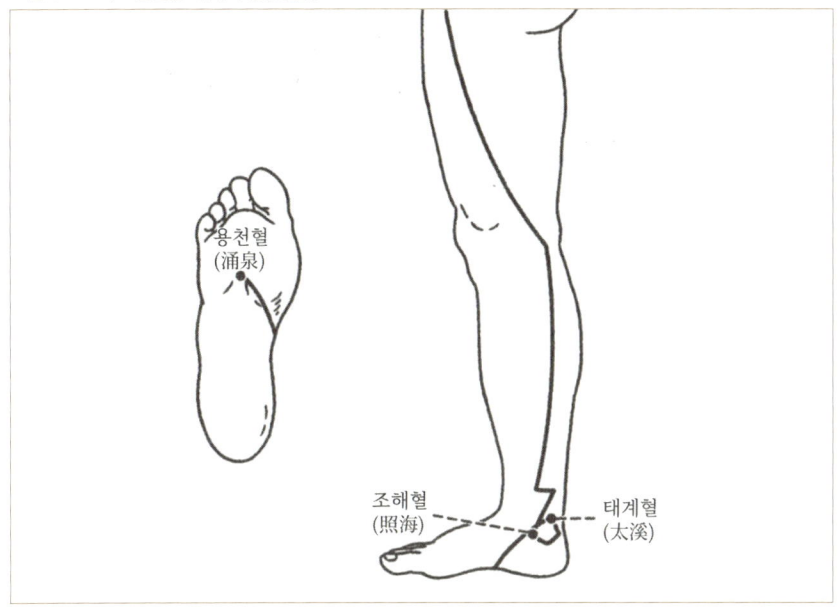

   3. **치료하기 좋은 시간**: 신장의 기혈이 가장 왕성한 시기는 유시(17~19시)로 이때 치료효과가 가장 좋습니다.

   4. **레이저의 일반적인 경혈**: 3개의 경혈이 있습니다(표 3-8, 그림 3-11).

9. 수궐음심포경

   1. **심포경의 주행**: 천지혈에서 시작하여 중충혈에서 멈추고 왼쪽과 오른쪽 각각 9개의 혈이 분포하며 유방, 팔 안쪽의 중앙에 중지 끝단까지 분포합니다.

   2. **심포경의 주요 기능**: 주로 마음을 대신해 책임을 지고 마음을 대신하여 사(邪)를 받아들이는 곳입니다. 심장은 '오장의 큰 주인'이기 때문에 심낭은 심군을 대신하여 사를 받아들여 책임을 지고 심낭의 순환 경로를 통해 치료 시 피부 감각 이상, 협심증, 관상동맥 심장병을 개선할 수 있음을 알 수 있습니다.

   3. **치료하기 좋은 시간**: 심포경은 저녁 술시에 기혈이 가장 왕성하고 이때는 오후 19~21시이나 식후 30분에 치료하는 것이 가장 좋으며 이때 기혈의

표 3-9 수궐음심포경 레이저 상용혈위

혈 위치	위치	주요 치료
내관혈 (內关)	본경의 낙혈이자, 팔맥의 교회혈 중 하나로, 음유맥을 통합니다. 팔 안의 앞쪽 측, 손목의 가로주름 위 2인치에 위치하며, 손바닥의 긴 힘줄과 요골측 손목을 굽히는 힘줄 사이에 위치합니다.	질병 예방 및 치료의 첫 번째 추정 경혈로, 내관혈은 '심신 안정, 기를 조절하고 통증을 완화하며 위장 역행을 내림'의 효과가 있으며 심장병과 위장의 불편함에 모두 사용할 수 있습니다. 예를 들어 관상동맥 심장병, 고혈압, 위장 질환에 사용할 수 있으며 트림 시, 메스꺼움 및 구토 시 모두 효과적인 경혈입니다.
노궁혈 (劳宫)	본경의 형혈. 손바닥의 제2,3손바닥 뼈 사이에서 제3손바닥 뼈에 치우쳐 있으며, 주먹을 쥐고 손가락을 굽힐 때 가운데 손가락 끝에 위치합니다.	중풍, 혼절, 심통 등

그림 3-12 수궐음심포경 레이저 상용혈위

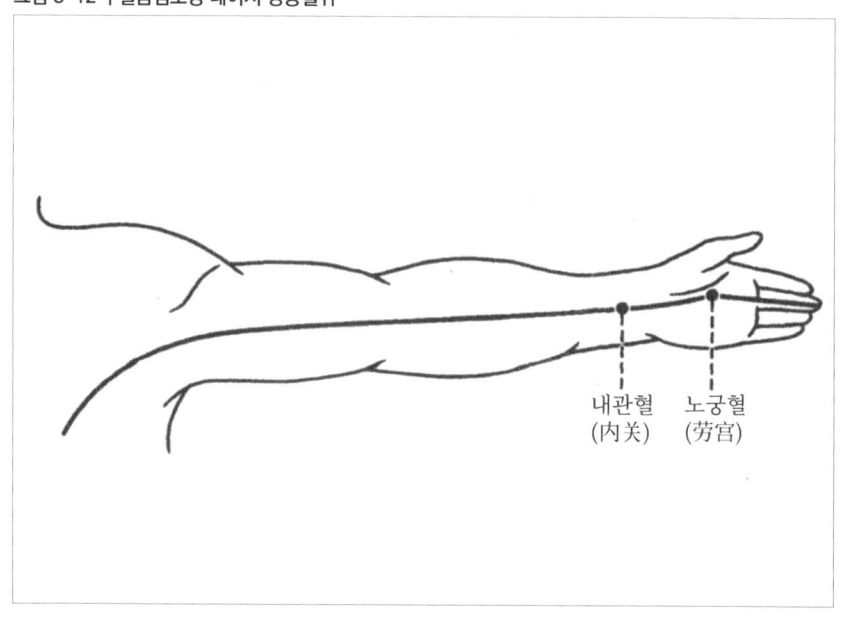

작용에 영향을 미치지 않습니다.

4. **레이저에 일반적으로 사용되는 경혈에는 2개의 경혈이 있습니다**(표 3-9, 그림 3-12).

10. 수소양삼초경

1. **삼초경의 주행**: 관충혈에서 시작하여 사죽공혈에서 멈추고 왼쪽과 오른쪽에 각각 23개의 혈이 있으며 약지의 척측, 손등, 상지의 외측면 중간, 어깨부위, 경부, 이곽(귓바퀴)의 앞뒤 가장자리 두피부위, 눈썹 꼬리에 분포합니다.

2. **삼초경의 주요 기능**: 삼초경은 인체에 분포하며 '소양위추(소양경을 삼양경의 주요 요충지로써 일컫는 말)'이며, 본경은 귀를 반 바퀴 돌기 때문에 난청, 이명, 이통, 귀 염증은 모두 이 혈로 치료할 수 있으며 전신 혈액순환을 개선하고 면역력을 강화하며 뇌 기능을 개선하므로 삼초경이 치료하는 병은 기본적으로 경락순환이 지나가는 곳에 있으므로 '경락이 지나는 곳에 경혈의 주치(主治)가 있다'에 근거합니다.

3. **치료하기 좋은 시간**: 수소양삼초경에서 기혈이 가장 왕성한 시간은 해시

표 3-10 수소양삼초경 레이저 상용혈위

혈 위치	위치	주요 치료
중저혈 (中渚)	본경을 위한 수혈. 손등 약지 손가락 관절의 뒤쪽, 즉 제4, 제5손바닥 뼈 사이의 오목한 곳에 위치합니다.	난청, 이명, 인후통, 팔통증
(지구혈 (支沟))	본경의 경혈. 앞쪽 팔 등측, 손등 가로주름 위 3인치, 척요골 사이에 위치합니다.	변비, 낙침, 늑골통
견료혈 (肩髎)	견우혈 뒤쪽. 팔을 바깥쪽으로 펼쳤을 때 견봉 뒤쪽 아래 움푹 들어간 곳	어깨 관절 주위 염증, 상지 마비

예풍혈 (翳风)	수소양삼초경과 족소양담경의 회혈입니다. 귓불 뒤쪽의 유돌기와 아래턱 모서리 사이의 오목한 곳에 위치	간풍내동(뇌혈관병), 안면신경마비, 이하선염, 이명, 난청 등의 내풍 및·외풍 질환을 치료
이문혈 (耳门)	안면부 귀 구슬점에 가장자리에 오목하게 들어간 부위에 위치하며, 하악골 두상돌기의 뒤쪽 가장자리로 입을 벌리면 움푹 패인 곳에 위치	난청, 이명, 중이염 등
사죽공혈 (丝竹空)	얼굴 눈썹 꼬리 오목한 부위	눈병, 안면마비, 편두통

그림 3-13 수소양삼초경 레이저 상용혈위

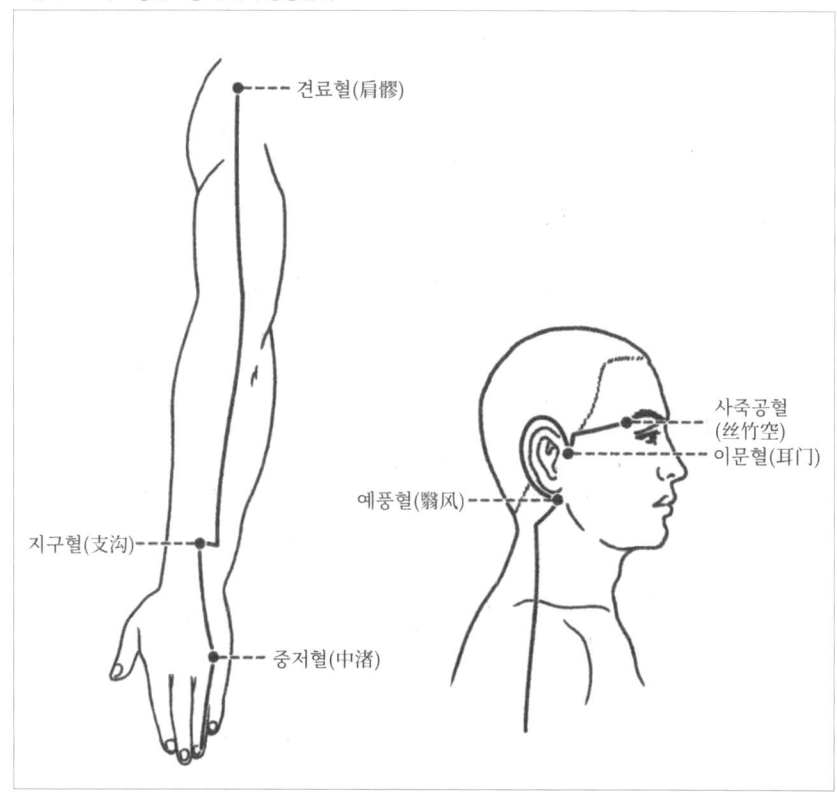

로, 즉 밤 21~23시이며 이때 치료가 가장 좋습니다.

4. **레이저의 일반적인 경혈에는 6개의 경혈이 있습니다**(표 3-10, 그림 3-13).

11. 족소양담경

1. **담경의 주행**: 동자료혈에서 시작하여 족두리혈에 멈추고 왼쪽과 오른쪽에 각각 44개의 혈이 목외자(눈초리), 측두부, 귀 뒤, 어깨부, 옆구리, 하지 외측, 발의 네 번째 발가락 외측에 분포합니다.

2. **담경의 주요 기능**: 신체에서 가장 긴 순환 경로를 가진 경락이므로 경락을 따라 순환 자극하면 확실히 기혈의 움직임을 개선할 수 있습니다. 종아리에서 상체, 목과 머리까지 이동합니다.

3. **치료하기 좋은 시간**: 담경기혈은 자시에 가장 왕성하며, 즉 오후 23시부터 다음날 1시까지가 음기가 가장 심하고 양기가 막 생기기 시작하는 때이나, 이때 사람은 자고 있으므로 치료 시간은 삼초경기가 가장 왕성할 때인 21~2

표 3-11 족소양담경 레이저 상용혈위

혈 위치	위치	주요 치료
동자료혈 (瞳子髎)	수태양소장경, 수소양삼초경, 족소양담경의 회혈. 안면의 외안각(목외자(눈초리 부위)) 옆, 안와 바깥쪽 가장자리에 위치	두통, 눈병, 안면마비, 삼차신경통
청회혈 (听会)	안면 귀 구슬점 사이에 들어간 부위의 앞쪽, 아래턱뼈가 튀어나온 부분의 뒤쪽 가장자리에 위치하며, 입을 벌렸을 때 함몰된 곳에 위치	귀 질환과 턱관절 장애
양백혈 (阳白)	족소양담경과 양유맥의 회혈로 전두부 동공 바로 위, 눈썹 위 1인치 부위	이마통증과 안면마비

혈자리	설명	적응증
풍지혈 (凤池)	족소양담경과 양유맥의 회혈로 목의 침골 아래에 위치하여 풍부혈과 평행하고 흉쇄유돌근과 승모근 상단 사이의 오목한 곳에 위치	감기, 두통, 고혈압, 신경쇠약, 눈질환과 비염, 축농증
견정혈 (肩井)	수소양삼초경, 족소양담경, 양유맥의 회혈입니다. 어깨 위에서 앞으로 직행하여 유중혈, 대추혈과 견봉의 끝이 연결되는 중점에 위치	목어깨증후군(컴퓨터병), 오십견, 고혈압, 편마비, 낙침(참목:뻐근한 목) 등
일월혈 (日月)	족태음비경과 족소양담경의 회혈로써, 상복부 유두에서 아래로 직행하여 제7늑간극에 위치하고, 앞 정중선 양 옆쪽으로 4인치 떨어진 곳에 위치	황달, 딸꾹질, 늑막염, 위통, 복부팽만
양릉천혈 (阳陵泉)	본경의 합혈로, 팔회혈의 근회혈입니다. 종아리 바깥쪽, 종아리뼈 꼭대기 앞쪽 아래에 오목한 곳에 위치	무릎관절 종통과 만성담낭염 (양릉천혈 아래 1인치의 담낭혈 포함)
현종혈 (悬钟)	팔회혈 중의 수회혈입니다. 종아리 바깥쪽의 바깥 복사뼈 끝에서 위 3인치, 비골 앞쪽 가장자리에 위치	편마비, 발저림, 두통, 경추병

그림 3-14 족소양담경 레이저 상용혈위

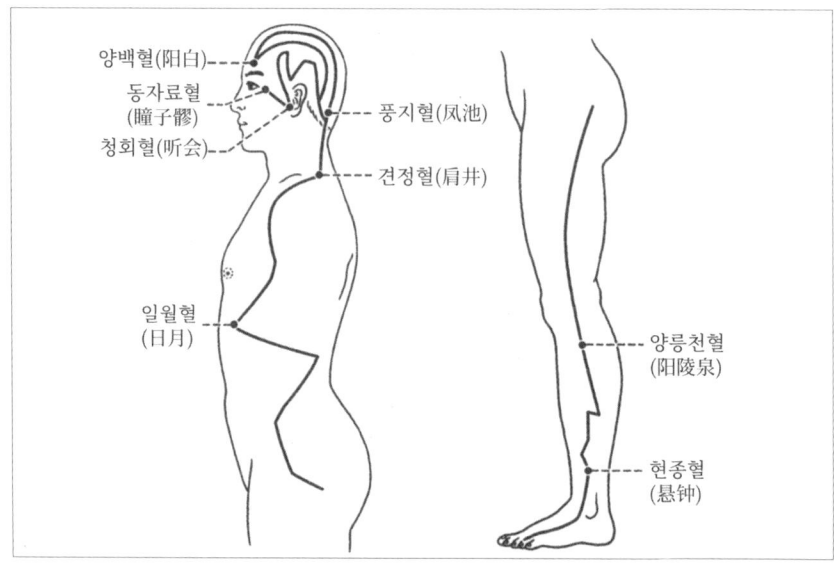

시로 수정합니다.

   4. 레이저에 일반적으로 사용되는 경혈에는 8개의 경혈이 있습니다(표 3-11, 그림 3-14).

12. 족궐음간경

   1. 간경의 주행: 대돈혈에서 시작하여 기문혈에서 끝나며 왼쪽과 오른쪽에 각각 14개의 혈이 있고, 발가락 바깥쪽, 발바닥 안쪽, 하지 안쪽의 앞쪽 중선, 복부, 흉부 아래의 측면에 분포합니다.

   2. 간경의 주요 기능: 간, 담, 위, 폐, 횡격막, 눈, 머리, 인후(목구멍)와 관련이 있으며 경혈은 많지 않지만 효과는 적지 않습니다. 간경에 질병이 있으면 편도 건조, 가슴 답답함, 요통, 설사, 구토, 소변 불출, 복통 등이 나타날 수 있습니다.

   3. 치료하기 좋은 시간: 간경기가 가장 왕성한 시간은 매일 1~3시이며 이때 몸의 음기가 떨어지고 양기가 상승하기 시작하는 때입니다. 치료시간은 동명경(같은 이름의 경)인 수궐음심포경의 기혈이 가장 왕성한 시간으로 밤

표 3-12 족궐음간경 레이저 상용경위

혈 위치	위치	주요 치료
행간혈 (行間)	본경의 형혈(형혈이란? 오수혈(五腧穴)의 하나를 말하고, 형혈은 십이경맥에 각 하나씩 있음)입니다. 발등 부위 1, 2번째 발가락 사이, 발갈퀴(발가락 사이사이 얇게 튀어나온 살부위) 가장자리 뒤쪽 적백육제(赤白肉际)에 위치	고혈압, 당뇨병, 두통, 불면증, 녹내장, 야맹증, 비뇨기계 감염 등으로, 간경변, 지방간에 효과적
태충혈 (太冲)	본경의 경혈로, 원혈입니다. 발등 제1 척골 사이 간극의 후방 오목한 곳에 위치	불면증 고혈압 생리통 뿐만아니라 각종 간질환의 중요한 혈자리

기문혈 (期門)	간의 모혈. 족태음비경, 족궐음간경, 음유맥의 회혈입니다. 흉부유두 바로 아래 6번째 늑간극 앞에 위치하며, 전방 정중선 양 옆으로 4인치에 위치	간염, 간경변, 담낭염, 담석증과 늑간신경통, 복수 등

그림 3-15 족궐음간경 레이저 상용혈위

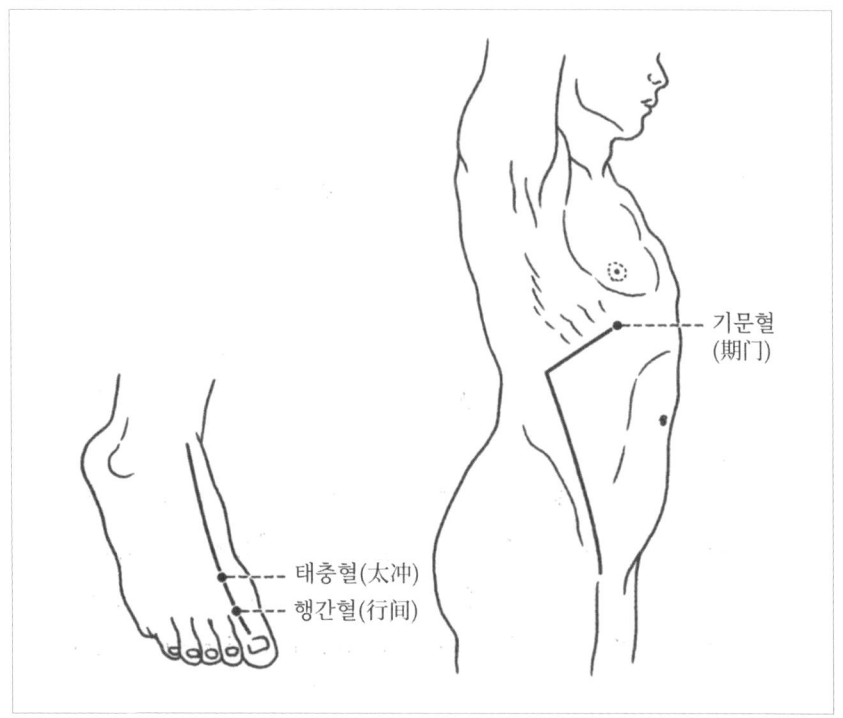

19~21시가 가장 좋습니다.

4. 레이저에 일반적으로 사용되는 경혈에는 3개의 경혈이 있습니다(표 3-12, 그림 3-15).

13. 임맥

기경팔맥에 속하나 십이경에는 속하지 않으며, 십이경이 온몸에 분포하는 것과는 달리 팔에는 기경의 분포가 없고 내장과 직접적인 관계도 없습니다.

1. **임맥의 주행**: 회음혈에서 시작하여 승장혈에서 멈추며 총 24개의 혈로 구성되고, 회음부, 복부, 가슴, 목, 턱의 전방 정중선에 분포합니다.

2. **임맥의 주요 기능**: 임맥은 임신 효과가 있습니다. 순행경로는 인체의 생식계와 상응하므로 주로 인체가 강건해지는 요혈이며 생식비뇨기 외에도 소화기 및 호흡기 질환과도 관련이 있습니다. 임맥은 앞쪽 정중선에 위치하기 때문에 '배는 음, 등은 양'이며 임맥은 모든 음경의 교차점이고, 임맥을 자극하면 인체의 음경을 조절할 수 있는 '음맥의 중심지'입니다. 임맥이 비정상적이면 하복통, 하복부 불리(不利), 야뇨증, 게다가 인후종, 통증, 위통, 팽만감

표 3-13 임맥의 레이저 상용혈위

혈 위치	위치	주요 치료
회음혈 (会阴)	임·독 양맥과 충맥의 회혈입니다. 회음부에 위치하여 남성의 경우 음낭의 뿌리와 항문이 연결되는 중간점, 여성은 대음순 뒤쪽 연합점과 항문이 연결되는 중간점	요도염, 전립선염, 자궁탈출, 질염 등
중극혈 (中极)	방광의 모혈로써, 족소음신경, 족태음비경, 족궐음간경, 임맥의 회혈입니다. 하복부, 전방 정중선에 위치하며, 제중혈 아래 4인치에 위치	유뇨, 빈뇨, 급뇨, 기능성 자궁출혈, 부인과 질환 등
관원혈 (关元)	족태음비경, 족궐음간경, 족소음신경 및 임맥의 회혈입니다. 하복부 앞 정중선에서 제중혈 아래 3인치에 위치. 제1성(가장 중요한) 보건의학 대혈(大穴)	생식 비뇨기 질환, 여성의 백혈병, 생리통, 남자의 발기부전, 전립선 질환 등을 포함

기해혈 (气海)	가슴의 원혈로써, 하복부 앞 정중선(正中線)에 위치하여 제중혈 아래 1.5촌에 위치하며, 일명 단전(丹田)이라고도 합니다. "생기의 바다", 정력의 원천	성기능 저하, 부인과 월경불순, 붕루, 대하(만성질염) 또는 남성의 발기부전, 유정, 탈항 등
신궐혈 (배꼽) 神阙 (肚脐眼)	복부 제중혈 가운데에 위치	소화기 질환과 생식기 질환, 복부 표피의 각질층이 가장 얇고 장벽 기능이 가장 약하기 때문에 약물과 레이저가 가장 쉽게 침투 및 확산되며 정맥과 복하동맥의 가지가 풍부하여 흔히 사용되는 탯줄 치료(약물과 레이저 치료)가 가장 효과적
하완혈 (下脘)	족태음비경과 임맥의 회혈로, 상복부 정중선 제중혈 위 2인치에 위치	위통, 구토, 설사, 소화불량 등 소화기 질환
중완혈 (中脘)	위의 모혈, 팔회혈의 오장(간, 심장, 비장, 폐, 신장) 회혈이고, 또한 수태양소장경, 수소양삼초경, 족양명위경, 임맥의 회혈입니다. 상복부 앞 정중선 제중혈 위 4인치	"모든 비장과 위장의 병은 치료되지 않는 곳이 없다". 따라서 위십이지장궤양, 급만성위염, 장염, 소화불량 등 소화기 질환에 좋은 효과가 있으며, 그 외에도 위장기능 저하를 개선하고 위장연동을 강화할 수 있기 때문에 체중 감량에도 좋습니다.
단중혈 (膻中)	심낭의 모혈, 팔회혈의 기회혈로써, 족태음비경, 족소음신경, 수태양소장경, 수소양삼초경, 임맥의 회혈입니다. 가슴 앞 정중선, 제4늑간과 평행하며, 양쪽 유두의 연결 중간점	호흡기 질환은 기침, 천식, 흉통 등을 포함하며, 협심증, 식도암 등과 같은 순환계, 소화기 계통의 병증도 치료할 수 있습니다.

| 염천혈
(廉泉) | 음유맥과 임맥의 회혈임. 목 앞쪽 정중선, 목젖 위, 설골 위 가장가리 오목한 곳에 위치 | 인후염, 성대결절, 성대마비 등 인후부 질환 |

그림 3-16 임맥의 레이저 상용혈위

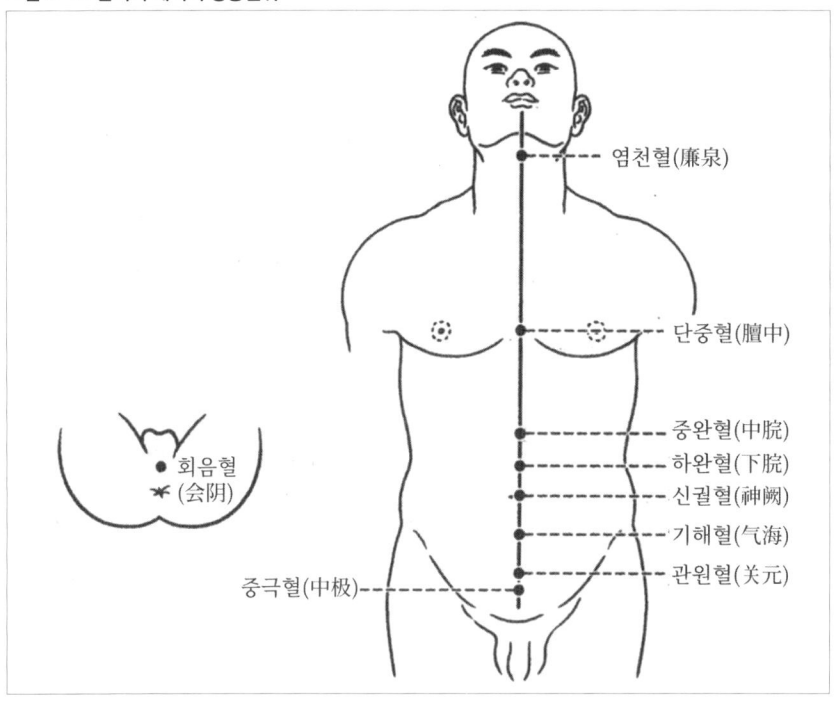

3. 레이저에 일반적으로 사용되는 경혈에는 9개의 경혈이 있습니다(표 3-13, 그림 3-16).

14. 독맥

1. 독맥의 주행: 독맥은 주로 인체의 뒤쪽 정중선과 머리 정중선을 따르며 장강혈과 음교혈에서 멈추며 총 28혈을 지닙니다.

2. 독맥의 주요기능: 독맥은 등에 있고 등은 양이기 때문에 독맥은 주로 전

신 양의 기를 통솔하고 독촉하는 작용을 하므로 양경기혈(阳经气血)을 할 수 있으며 수족삼양경과 양유맥이 여러 번 교차하기 때문에 전신 양경기혈에도 조절작용을 하며 독맥은 척수로 주행하고 뇌로 들어가 다시 신장으로 들어가 므로 뇌, 척수, 신장과 밀접한 관계가 있습니다. 따라서 독맥의 기혈이 비정상 적으로 되면 두통, 현기증, 경부 경직, 안화, 허리 및 등이 뻣뻣하고 심지어 저 림(마비)증상이 생기며, 뇌졸중과 같은 뇌, 오관(귀, 눈, 코, 입, 마음), 척수 및 사지의 질병이 발생합니다.

3. 레이저의 일반적인 경혈에는 6개의 경혈이 있습니다. (표 3-14, 그림 3-17)

표 3-14 독맥 레이저 상용혈위

혈 위치	위치	주요 치료
장강혈 (长强)	독맥의 경락혈로써, 족소음신경의 종결점, 족소음신경, 족소양담경, 독맥의 회혈입니다. 꼬리뼈 하단, 꼬리뼈 끝과 항문이 연결되는 중간 지점에 위치	생식 비뇨기 질환, 예를 들어 유정, 발기부전은 소화관의 설사, 변비, 혈변, 탈항, 치질 등에 효과가 있습니다
명문혈 (命门)	허리 뒤쪽 정중선에서 제2요추 극돌기의 움푹 들어간 곳	요추강통, 유뇨, 빈뇨, 발기부전, 골반염, 치질, 탈항, 좌골신경통 등
대추혈 (大椎)	수양명대장경, 수양소장경, 수소양삼초경, 족양명위경, 족양방광경, 족소양담경 및 독맥의 회혈입니다. 정중선 제7경추 극돌기의 오목한 곳에 위치	발열, 감기, 기침, 경추병, 뇌염 후유증, 뇌발달부전 등 뇌질환
풍부혈 (风府)	독맥과 양유맥의 회혈로써, 머리 후두부 바로 위 1촌, 외후두융기 바로 아래, 양측 승모근 사이의 함몰된 위치에 있음	감기 몸살로 인한 두통과 고혈압으로 인한 두통, 현기증, 목디스크로 인한 목신경, 근육통 등도 중풍, 간질 등의 정신병을 치료할 수 있습니다.

백회혈 (百会)	'삼양오회(三阳五会)'라고 불리며, 삼양경과 독맥, 족궐음간경의 교회혈로써, 인체의 양기가 모이는 곳으로 그 기능은 두뇌를 깨우고 회양고탈(기를 회복하고 양기를 회복), 승양거함(함몰된 중기를 받쳐 드는 것)입니다. 머리에 위치하며, 앞머리 정중앙에서 바로 위로 5인치이고, 앞 정수리 뒤쪽 1.5인치입니다 (엄지손가락을 귓구멍에 꽂고 양손의 중지를 정수리로 향하게 하여 양손의 손가락 끝이 닿는 곳)	뇌졸중, 기억력 저하, 두통, 어지럼증, 불면증, 신경병증, 탈항, 자궁탈출 등
신정혈 (神庭)	앞 정수리 정중앙으로 바로 위 0.5인치 (손가락 한마디)	두통, 현기증, 불면증, 기억력 감퇴, 조현병, 코출혈, 각결막염 등

그림 3-17 독맥의 레이저 상용혈위

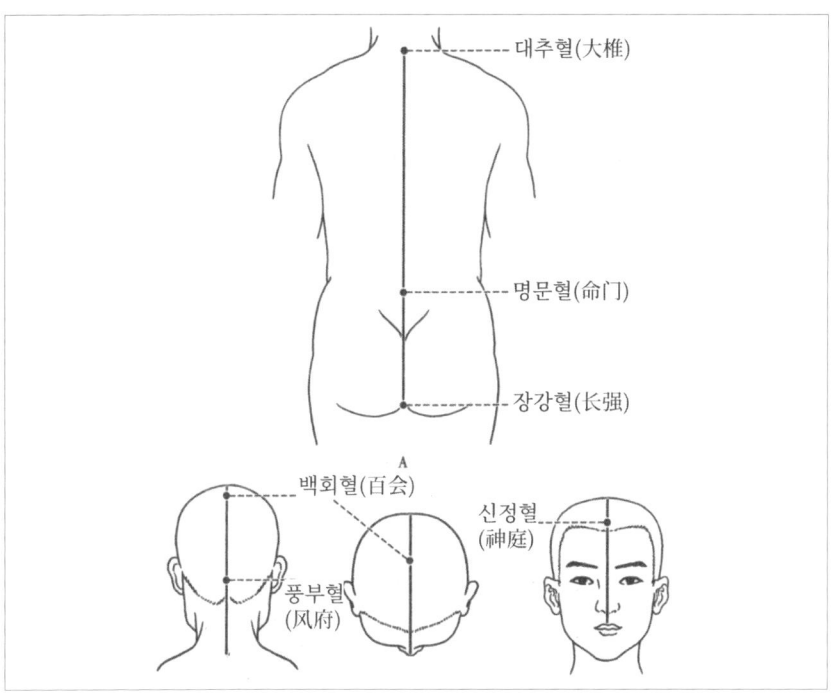

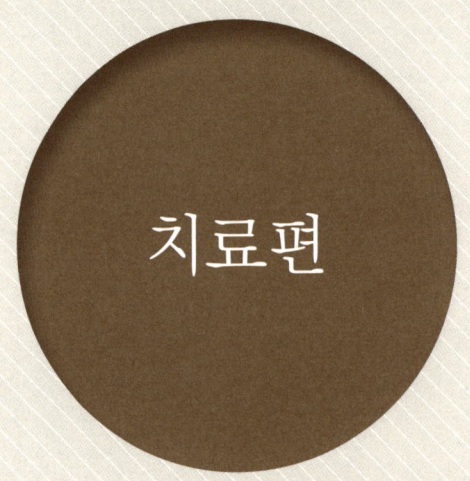

치료편

제4장 내과

제5장 소아과

제6장 외과

제7장 피부과

제8장 산부인과

제9장 안과

제10장 이비인후과

제11장 구강과

CHAPTER 4

제4장 • 내과

1. 허혈성 심장병

가장 흔한 관상동맥질환은 관상동맥의 경화증으로 인해 혈관이 좁아지거나 막혀 심근 저산소성 허혈로 인한 심장질환으로 관상동맥의 기능적 변화(경련)와 함께 관상동맥성 심장질환으로 통칭됩니다. 주로 고지혈증, 고혈압, 당뇨병, 흡연 등의 나쁜 기호에 의해 발생합니다. 약한 레이저 침술 및 국소 요법은 무증상성 심근 허혈 및 안정성 협심증에 적합합니다.

He-Ne 레이저 또는 반도체 레이저의 국소 및 경혈 조사 치료: 레이저 파장 632.8~650nm, 출력 20~30mW, 산광, 광 직경 5cm, 전흉부 조사, 매회 10~15분, 10~20회 치료가 1회 치료과정입니다. 동시에 내관, 심수, 신문, 단중을 취하여 각 혈에 5분간 조사하면 효과가 더 좋습니다.

WacTNH는 20~30mW He-Ne 레이저를 왼쪽 흉부에 조사하여 30초부터 시작하여 점차 시간을 늘려 10~20회를 1회 치료과정으로 진행하는 방식으로 총 66례의 허혈성 심장병을 치료하였습니다. 그 중 50례가 약물을 겸용하고, 66례 중 54례의 주관적 증상이 개선되어 81.8%를 차지하였으며, 일반적으로 병이 가벼운 경우에는 효과가 좋고 심한 경우에는 효과가 없었습니다. 레이저를 단독으로 사용한 16명의 환자 중 15명이 호전되었습니다. 66명 중 12명은 모두 협착성 동맥 경화증 환자였으며, 그 중 4명은 관상동맥도에서 좌, 우 관상동맥에 명백한 손상이 있었습니다. 추적관찰 48건 중 28건은 6개월 동안 긍정적인 효과를 보였고, 12건은 10~12개월 동안 효과가 좋았으며, 협심증이 3~6개월 후에 재발한 사례는 8건뿐이었습니다.

CO_2 레이저 집중조사: 15~20mW의 출력, 온열감을 느끼는 온도로 1일 1회, 매회 15분, 10회를 1회 치료 과정으로 하여 전흉부에 레이저를 조사합니다.

자기장 레이저 영역 조사: Pagy Mo B. 등은 파장 $0.85\mu m$의 자기 레이저 조사 영역을 심장 끝, 흉골의 1/3 및 왼쪽 견갑골 아래 영역에 처음 3회는 매회 1분, 4~6회, 각 영역에 2분, 7~10회, 각 영역에 3분으로 총 4개의 영역에 조사하였습니다. 관찰에 따르면 이 치료는 질산염의 항심근허혈과 항협심증에 대한 효과를 향상시킬 수 있으며 특히 장기간 약물을 복용하는 사람에게 중요한 질산염에 대한 내성을 예방 및 제거할 수 있었습니다.

He-Ne 레이저 조사: 레이저를 전흉부 및 왼쪽 팔의 내관혈에 조사하고 레이저 출력은 3mW으로 각 부위는 10분 동안 조사하였습니다. 조사 전후에 즉시 기존의 유도 심전도를 실시한 결과 He-Ne 레이저가 심근세포에 좋은 자극을 주고 심근의 생체전기 활동에 영향을 줄 수 있으며 미세혈관을 확장하고 심근 미세순환을 개선하며 혈액 공급을 증가시켜 심근 수축력과 좌실 기능을 향상시킬 수 있음을 입증했습니다. 심행량(사람이름)의 보고서에 따르면 유효율은 86.1%에 달할 수 있습니다.

2. 고혈압병

혈압은 혈액이 혈관을 타고 흐를 때 혈액이 혈관 벽에 가해지는 측압입니다. 동맥의 압력을 동맥압, 정맥의 압력을 정맥압, 모세혈관의 압력을 모세혈관압이라고 합니다. 혈압은 인체의 다양한 장기의 정상적인 관류를 유지하기 위해 필요하며 일반적으로 우리가 말하는 혈압은 동맥압을 말하며 심장이 수축할 때 대동맥에서 발생하는 압력을 수축압(고압)이라 하고 심장이 확장될 때 동맥은 대동맥의 탄성 수축에 의해 생성된 압력을 사용하여 혈액을 계속 앞으로 밀어내고 이를 확장압(저압)이라고 합니다. 수축기 압력과 확장기 압력 사이의 압력 차이를 맥압차라고 합니다.

정상인의 혈압에는 범위가 있는데 일부는 높고 일부는 낮으며 혈압 수치도 연령, 성별, 인종 및 기타 요인에 따라 달라지므로 '정상 혈압'과 고혈압의 구분은 모두 인위적입니다.

중국의 고혈압 진단기준: 정상 성인의 혈압은 수축압 ≤ 18.7kPa(140mmHg), 확장압 ≤ 12.0kPa(90mmHg)입니다. 휴식 및 운동, 안정 및 흥분, 공복 및 포만감, 아침 및 저녁과 같은 정상적인 생리학적 조건에서 혈압이 일정하게 변동합니다.

중국인의 20세 이상 고혈압 발병률은 9.1%이며, 1960년에 비해 50~100% 증가한 9천만 명의 고혈압 환자가 있는 것으로 추산됩니다.

명확한 원인을 가진 고혈압을 이차성 고혈압이라고 하며, 이 고혈압은 전체 고혈압 인구의 5~10%를 차지하고, 일차성 질환을 치료하면 일부 환자를 완치할 수 있습니다. 원인을 찾을 수 없는 고혈압을 원발성(일차성) 고혈압이라고 하며, 이러한 고혈압이 고혈압 인구의 90% 이상을 차지합니다.

수축기 혈압은 연령에 따라 증가할 수 있지만 확장압은 일반적으로 50~60세 이후에는 변하지 않습니다. 수축압 또는 확장압이 높을수록 심혈관 질환의 발병률과 사망률이 높아지며 울혈성 심부전의 주요 원인이고 관상동맥 경화증, 뇌혈관 질환, 신장혈관 질환의 주요 위험 인자입니다. 미국에서는 심장 사고와 중풍 환자의 2/3 이상이 고혈압이라는 이력이 있습니다.

1. 임상 단계: 성인의 혈압이 18.7/12.0kPa(140/90mmHg)를 초과하면 혈압이 상승합니다. 세계보건기구(WHO) 기준: 성인 고혈압 수축압 ≥21.3kPa(l60mmHg), 확장압≥12.7kPa(95rnmHg)입니다. 임상적으로 어떤 사람들은 확장압의 증가가 더 진단적으로 중요하다고 생각합니다. 확장압 12.7~13.9kPa(95~104mmHg), 14.0~15.2kPa(105~114nnHg) 및 15.5kPa 이상(115mmHg 이상)은 각각 경증, 중급 및 중증 고혈압입니다.

고혈압은 1, 2, 3기로 나눌 수 있습니다.

1기: 장기 손상에 대한 객관적인 증거가 없습니다.

2기: 신체검사, X-ray, 심전도 또는 심장초음파검사에서 좌심실 비대 또는 확대; 망막동맥 확산성 또는 국소성 좁아짐; 요중 단백질 및(또는) 혈중 크레아티닌 농도가 약간 증가합니다.

3기: 좌심실부전, 뇌출혈, 고혈압뇌증, 신부전, 망막출혈, 삼출 또는 시반 부종과 같은 고혈압으로 인한 장기손상의 증상, 징후 또는 기능장애가 있습니다. 3기 고혈압 환자는 협심증, 심근경색증, 두개강 내 동맥혈전증, 해리성대동맥류, 동맥폐색증 질환이 있지만 고혈압 진단의 근거는 아닙니다.

2. 원인: 원발성 고혈압의 원인은 불분명하지만 다음 7가지 메커니즘과 관련이 있습니다.

(1) 유전: 폴리진(다원 유전자) 유전으로 환자 가족 중 고혈압 환자의 비율이 50%에 달합니다.

(2) 식단영향: 식단에서 Na^+ K^+ Ca^{2+} 및 Mg^{2+}의 과도한 섭취와 그 비율이 불균형함으로 인한 원인입니다.

(3) 정신-신경 작용: 운전사, 회계사, 고공 작업, 전신사와 같은 집중력을 요하거나, 긴장이 필요한 경우 신경 장애 및 세동맥 경련을 유발합니다.

(4) 신장 유래 학설: 레닌-앤지오텐신-알도스테론(RAA) 시스템은 신장 허혈을 유발하여 혈중 나트륨 감소, 혈중 칼륨 증가, 레닌 분비 증가 및 고혈압을 유발합니다.

(5) 인슐린 저항성: 세포막의 트립신 수용체 단백질과 인슐린은 잘 결합하지 않는 상태입니다

(6) 비만.

(7) 기타 원인으로는 음주, 흡연, 커피 등이 있습니다.

3. 예방 및 레이저 치료 예방: 주로 저염 및 저지방 음식, 체중 조절, 노동 및 휴식 조합, 정신적 요인을 피하고 적절한 신체 운동을 합니다.

(1) He-Ne 레이저 국소 조사: 경부 교감 신경절 또는 경동맥동의 피부 투영 영역에 조사, 출력율은 6~20mW, 양측 피부 투영 영역에 각 5분 동안 조사, 1일 1회, 10회가 1회 치료 과정입니다. (경부 교감신경의 관련 부위는 흉쇄유돌근의 늑골모서리와 환상연골의 수평적 접합부이고; 경동맥동의 관련 부위는 흉쇄유돌근의 늑골모서리와 갑상연골 가장자리의 수평적 경계부 혈관박동부입니다.)

윈난성 지질광물국 요양원은 60명명의 고혈압 환자를 치료했으며 그 중 확실한 효과가 있는 환자는 27명, 유효성이 있는 환자는 25명, 효과가 없는 환자는 8명으로 두 번의 치료 과정을 거치면 혈압이 낮아져 안정을 유지할 수 있다고 보고했습니다.

(2) He-Ne 레이저 경혈 조사 치료: He-Cd 레이저, CO_2 레이저, Nd: YAG 레이저, 갈륨 비소 레이저도 경혈에 조사되며, 각 경혈은 5분 동안 조사되고, 출력은 6-15mW, 매번 2-4개의 경혈을 취하며, 일반적으로 사용되는 경혈은

인영혈, 용천혈, 대추혈, 곡지혈, 족삼리혈, 내관혈, 신문혈, 태충혈 등이고, 1일 1회 10회를 1번의 치료 과정으로 봅니다.

(3) He-Ne 또는 반도체 레이저 이혈 조사 치료: 일반적으로 사용되는 경혈은 혈압 강압구, 고혈압 이혈점, 심장 영역, 교감, 신문혈 등이며 치료 방법은 경혈 조사와 동일합니다.

Utemuratova는 He-Ne 레이저로 118명의 고혈압 환자를 치료한 결과 10명명의 환자가 정상 혈압을 회복했으며 112례의 환자는 치료 후 두통과 심전구통이 감소하고 수면을 취했다고 보고했습니다.

성도군구 쿤밍종합병원 이념산 등은 총 24마리의 개를 대상으로 동물실험을 진행했는데, 명백한 효과가 있는 혈은 머리와 얼굴, 목에 집중되어 있었고 He-Ne 레이저 조사 4~5분 후에 혈압을 낮추는 효과가 있었으며, 예를 들어 인영혈을 조사하면 혈압이 20mmHg까지 떨어지고 지속 시간은 약 2시간이었습니다.

뢰영은 반도체 레이저, He-Ne 레이저, CO_2 레이저, Nd:YAG 레이저, He-Cd 레이저를 경혈에 조사했다고 보고했으며, 일반적으로 사용하는 경혈에는 인영혈, 곡지혈, 내관혈, 태충혈, 족삼리혈, 대추혈, 신문혈, 이혈 강압구, 경부 교감 신경절이 있습니다. 일반적으로 1~4개의 경혈만 취한 후 임상 증상과 결합하여 관련 경혈을 배합합니다. 예를들어 가슴이 답답하거나 가슴이 두근거리는 사람은 단중혈, 심수혈 등을 배합할 수 있으며 레이저 출력 1~8mW, 광반 직경 3mm, 혈마다 5~10분 조사, 1일 1회, 10~15회를 1회 치료과정으로, 중간 휴식 7일로 하였을 때, 총 유효율은 70~90%이었습니다. He-Ne 레이저를 1mW 사용할 경우 유효율은 39%, 2mW 유효율은 69%, 8mW 미만일 경우 91%이며 He-Cd 레이저를 사용할 경우 출력은 10-6mW, 유효율은 90%에 도달할 수 있었습니다.

혈압이 현저히 높은 사람은 조사 후 매번 명확히 감소하다가 다시 상승하는 경향이 있지만 그 후에 계속적으로 감소합니다. 또한 혈압이 높은 사람은 혈압이 점진적으로 감소하며 반복이 적고 강압이 빠르게 나타나고 혈압 안정은 일반적으로 2~10일 동안 나타나므로 조사 중단 후에도 2주에서 1개월, 최대 3~5개월까지 혈압을 낮출 수 있으며 관상동맥 질환 및 고지혈증도 크게 개선되어 심전도 개선 유효율은 62%, 고지혈증의 유효율은 75%에 달할 수 있습니다.

고혈압 1, 2기의 치료 효과는 3기보다 좋으며 김숙란(사람이름)은 2기 고혈압에 대한 레이저 치료 효과가 약물 치료보다 유의하게 높지만 1기 및 3기 고혈압에는 유의미한 차이가 없다고 보고했습니다. 복건성 인민병원은 레이저 경혈 조사의 치료 효과가 항고혈압제 + 히드로클로로티아지드만큼 좋지는 않지만 항고혈압제만 단독으로 사용하는 것보다는 낫다고 보고했습니다.

레이저 치료 효과: 김숙란은 나이와 거의 관련이 없고 일정한 규칙성이 없다고 생각하며 소수의 환자는 조사 후 현기증, 갈증, 이명, 시력감퇴, 목 통증, 발가락 저림이 나타날 수 있으나 이는 혈압이 너무 빨리 떨어지는 것과 관련이 있고 계속 조사하면 증상이 완화되거나 사라질 수 있습니다.

3. 호흡기 감염

호흡기 감염은 임상에서 흔히 볼 수 있는 질환으로 현재 많은 수의 호흡기 감염 예방 및 치료 약물이 일정한 효과가 있지만 특정 부작용이 있고 면역 기능에 거의 영향을 미치지 않으나 특히 항생제 알러지, 감염 내성 균주가 발생하며 이중 감염, 호흡 부전, 산소 요법 효과가 좋지 않은 사람은 치료 효과가 떨어집니다.

1. 1999년 위해시 중의원 임심영 등은 8~10mW의 He-Ne 레이저 경혈

을 조사하여 조사시간을 15~20분으로 조절하고, 1일 1회, 10회를 1회 치료 과정으로 총 2회 치료하며, 침치료로 득기한 후 레이저 섬유의 출력단을 피부의 레이저 바늘과 연결하여 치료(일반침과 레이저 침술을 결합하는 방식)하고, 대추혈, 합곡혈, 풍문혈, 열결혈, 족삼리혈을 취하여 총 60명를 치료하는 반면, 대조군은 기존의 양약에 혈위 뜸치료를 더한 60명을 채택하였습니다.

치료 결과: 치료군의 총 유효율은 93.3%, 대조군의 총 유효율은 71.7%로 $X2$검사를 통해 $P<0.01$로 유의미한 차이가 있음을 발견하였습니다.

두 그룹의 폐기능 측정은 치료 전후에 수행되었으며, 레이저 그룹의 폐기능 검사는 치료 전보다 유의미하게 높았고 대조군보다 높았으며 명확한 의의가 있었습니다($P<0.05$).

두 그룹의 치료 전후 면역글로불린 측정에서도 유의미한 차이가 있었고 ($P<0.05$ 또는 $P<0.01$), lgA가 유의미하게 증가하였고, IgG는 유의미하게 감소하였으며, lgM은 약간 증가하였으나 통계적으로 의미는 없었습니다.

치료 전후에 두 그룹 모두 T세포 하위집단에 유의미한 변화가 있었고 ($P<0.05$ 또는 $P<0.01$), CD3 및 CD4 모두 유의미하게 증가하여 레이저 치료가 대조군보다 세포면역 기능을 개선함을 시사합니다.

중의학에서는 호흡기 감염이 "인체의 올바른 기가 부족(正气不足)하여, 외부가 견고하지 못해(卫外不固), 외사가 내부에 침입(外邪内侵)하고, 정사가 교쟁(正邪交争)하나, 외사가 성하고 허점을 노린다(邪盛乘虚)" 이렇듯 외사가 인체에 침입해 생긴 결과라 믿습니다.

레이저 치료는 열을 내리고 가래를 삭히며 폐를 촉진하고 기를 낮추는 것을 기본으로 하며 비장과 위를 다스리고 원(元)을 배양하여 병에 저항할 수 있는 능력을 키웁니다. 따라서 대추혈, 풍문혈, 폐수혈, 열결혈을 취하여 소풍산한(疏风散寒, 풍사(风邪)를 몰아내고 냉기를 흩어지게 한다), 선폐화담(宣

肺化痰, 폐를 잘 통하게 하고, 담을 제거함)합니다; 족삼리혈을 선택하여 중초와 비위(中焦脾胃)의 기를 운용하면, 기가 움직이며 진액을 운송 및 발산하고, 습담을 자연스레 녹이며, 여기에 합곡혈을 추가하면 선폐해표(宣肺解表), 폐에 기가 통하게 하여 감기증상을 떨침)의 기능을 강화하고, 폐기를 통하게 하여 깨끗이 하면 사(邪)가 의존할 곳이 없어 그 병은 스스로 사라집니다.

4. 기관지천식

기관지 천식은 신체의 항원성 및 비항원성 자극에 의해 기관-기관지 반응성이 과도하게 증가하는 질환으로 정확한 병인은 불분명하며 최근 몇 년 동안 교감신경 $\beta2$ 수용체의 기능 저하와 관련이 있는 것으로 연구되고 있습니다.

1. He-Ne 또는 반도체 레이저 경혈 조사 치료: 레이저 파장 632.8-650nm, 출력 5~6mW, 경혈 천돌혈, 대추혈, 폐수혈, 정천혈, 극문혈 등을 취하여 매회마다 2개의 혈, 매일 1회, 매 경혈에 5분간 조사하며 15회를 1회 치료 과정으로 합니다.

광저우 중산병원은 총 36명의 환자를 치료했는데 총 유효율은 86.11%에 달했습니다. 이 중 최근 8명은 완치되었으며 8명이 크게 호전되었고 15명이 약간 호전되었으며, 5명은 전혀 효과가 없었습니다.

Bopoha는 25mW He-Ne 레이저를 사용하여 다른 부위의 혈자리에 조사했는데, 각 혈에 40~60초 동안 조사했으며 치료 기간 동안 10~20회 총 21명의 환자를 치료했습니다. 치료 후 호흡 기능이 크게 개선되었고 폐활량이 30% 증가하고 흡기 저장량이 정상으로 돌아왔으며, 흡기량이 57%~60% 증가하였다고 보고했습니다.

2. CO_2 레이저 산광 흉곽 조사 치료: 출력은 10~20W이며, 조사량은 국소 온열로 적당히 쾌적하며, 전후 흉곽을 번갈아 조사하여, 매일 1회, 매회

10~15분, 10회를 1회 치료 과정으로 합니다.

5. 기관지염

기관지염은 감염, 물리화학 자극 또는 알레르기로 인해 기관지 점막에 급성 또는 만성 염증이 야기됩니다.

1. He-Ne 또는 반도체 레이저를 이용한 혈 조사 치료에서는 레이저 파장이 632.8~650nm, 출력이 5~15mW입니다. 주로 사용하는 혈자리는 정천(定喘), 풍문(风门), 폐수(肺俞), 합곡(合谷)이며, 발열 시 곡지(曲池), 대추(大椎)를 추가합니다. 기침이 심할 때에는 척택(尺泽), 열결(列缺), 단중(膻中)을, 담이 많을 때에는 풍륭(丰隆)을 추가합니다. 매번 4~6개의 혈자리를 선택하며, 각 혈자리를 5분 동안 조사합니다. 만약 급성 기관지염이라면, 증상이 호전될 때까지 하루에 두 번 조사하며, 증상이 호전되면 하루에 한 번 조사하여 증상이 완전히 사라질 때까지 치료합니다. 만성 기관지염인 경우에는 하루에 한 번 조사하며, 10번을 1회 치료과정으로 합니다.

임심영(任心荣)이 보고한 바에 의하면, 8~10mW의 He-Ne 레이저를 이용한 혈자리 조사와 통상의 서양 의약품을 사용한 치료를 진행한 6명의 호흡기 감염 환자를 대상으로 한 연구에서, 대추(大椎), 풍문(风门), 폐수(肺俞), 열결(列缺), 합곡(合谷), 족삼리(足三里) 혈자리를 선택했습니다. 이 방법의 전체 유효율은 93.3%이고, 대조군은 혈에 쑥뜸치료와 서양 의약품을 사용해 전체 유효율은 71.7%이었기에, 레이저 그룹군이 대조군에 비해 명확하게 우수했습니다($P<0.01$). 두 그룹 모두 치료 전보다 폐기능 검사에서 유의미하게 개선됐습니다($P<0.05$ 또는 $P<0.01$). 이때 폐기능 검사 항목은 강제호기량(FEV, forced expiratory volume), 1초간 강제 호기량(FEV1), 강력 흡기 시 25% 폐활량에서의 순간 유속(V25), 강력 흡기 시 50% 폐활량에서의 순간 유

속(V_{50})이었습니다. 레이저 그룹과 대조군을 비교할 때 유의미한 차이가 있었습니다($P<0.05$). 면역 기능 검사를 했을 때, CD3와 CD4는 대조군보다 유의미하게 증가했으며, 체액 면역 기능에서는 IgA가 유의미하게 증가하고, lgG는 유의미하게 감소했으나, IgM의 변화는 불분명했습니다. 그러나 대조군에 비해 유의미한 변화를 보였습니다($P<0.05$).

2. CO_2 레이저 산광 조사 치료는 천식 치료와 동일한 방법으로 진행됩니다.

6. 만성 위염

만성 위염은 다양한 원인으로 인한 위 점막 염증 질환입니다. 연구에 따르면 헬리코박터균 감염이 만성 위염의 주요 원인이며, 자가면역, 과음, 약물, 독소 및 담즙 역류 등도 만성 위염을 유발할 수 있습니다. 위 점막 병리학적 변화에 따라 표면성, 위축성, 미란성 위염으로 분류됩니다.

1. He-Ne 레이저 혈 조사 치료에서 흔히 사용하는 경혈은 중완, 내관, 족삼리입니다. 출력 강도는 10~20mW이며, 광반 직경은 1mm이며, 각 경혈에 대해 5분 동안 조사하고, 경우에 따라 2~3개의 경혈을 대상으로 하며, 매일 1회, 10회 치료를 1회 치료과정으로 구성합니다.

2. 민감 압통점에 대한 He-Ne 또는 반도체 레이저를 사용한 국부적인 조사 치료는 민감 압통점이 6, 7, 8, 9번째 흉추 옆 1.5인치 지점에 분포하며, 일반적으로 1~4개의 압통점이 있습니다. 조사 방법은 위에서 언급한 것과 동일합니다.

7. 위하수

위하수는 내장하수의 일부로, 환자가 섰을 때, 위장의 하단이 골반에 도달합니다. 위장의 곡면 부분의 최저점이 장골릉 연결선 아래로 내려가면 위하수로 간주됩니다. 이 병의 원인은 주로 다음과 같은 요인들과 관련이 있습니다: 횡경막의 매달려 있는 힘이 부족, 횡경막 및 간-위장 인대의 이완, 복부 내압 감소, 그리고 복근의 이완과 관련이 있으며, 이는 일반적으로 마른 체형의 여성, 출산 경험이 있는 여성, 복부 수술을 여러 번 받은 적이 있고 절개 후 탈장이 있는 환자, 그리고 임상적으로 활동이 적은 사람들에게서 자주 볼 수 있습니다.

   1. He-Ne 또는 반도체 레이저 혈 치료를 위해 중완, 기해, 관원, 족삼리를 취합니다. 보조 경혈로는 내관, 삼음교, 양문, 태백을 취합니다. 레이저 파장 632.8~650nm, 출력은 25mW로, 각 경혈에 3~5분간 조사하며, 3~4개의 경혈을 한 그룹으로 취하고 하루 1회, 총 7회를 1회 치료과정으로 하여 총 4회의 치료를 진행합니다.

   2. 위증에는 위 (중완혈로부터 4촌), 위 상부(하완혈로부터 4촌), 위 하부(위소곡(위소곡은 위내시경에서 위를 설명하는 용어로 식도와 위를 연결하는 부분을 분문, 위와 십이지장을 연결하는 부분을 유문이라고 합니다. 분문과 유문 사이에는 위의 전체 낭포와 같은 구조가 있습니다. 그 중 짧은 측연에서 비교적 짧은 쪽을 위소곡이라고 합니다.) 아래 2촌, 복부 중앙선 옆 2촌), 위혈 (검상돌기 아래 2촌, 복부 중앙선 왼쪽 옆 1촌), 반응점 (상부 반응점은 유문혈에 가깝고, 하부 반응점은 왼쪽 황수혈 가까움) 등의 경혈을 사용합니다. 치료 중에는 복근 강화 운동도 함께 해야 합니다.

8. 만성설사

   만성 설사는 배변 횟수가 증가하고 하루에 3회 이상이며 대변이 희석되고 (수분 함량> 85%), 용량 또는 총량이 증가() 200g/d)하며 4주 이상 지속되는 경우를 말합니다. 발병 기전에 따라 침출성, 분비성, 침투성, 흡수 불량 및 위장동력성 설사로 구분됩니다.

He-Ne 또는 반도체 레이저 혈 치료는 위원성 복통, 장염, 만성 세균성 이질 및 알레르기성 대장염 및 만성 비특이성 궤양성 대장염의 치료에 효과적입니다. 침술 지점: 신궐, 천수, 족삼리, 음릉천 등, 레이저 파장은 632.8~650nm, 출력 전력 10~15mW, 광반 직경 1mm, 일일 1회, 2~3군데의 침술 지점을 각각 10분간 조사하며, 7~10일을 1개 치료과정으로 합니다. 궤양성 대장염은 대장경 조사를 통해 10분씩 치료할 수 있습니다.

상해시 황푸구 의료센터에서 75건을 치료했으며, 이 중 효과가 나타난 케이스는 41건, 유효한 케이스는 31건, 효과가 없는 경우는 3건입니다. 레이저 출력은 16mW이나, 광섬유를 통과한 후에는 6mW만 남기 때문에, 레이저를 내부 공간으로 이끌기 위해서는 필요한 깊이에 먼저 삽입한 후 단계적으로 후퇴하면서 분할 조사를 실시합니다. 일반적으로 3단계로 나누어 각 단계를 10분씩 조사하며, 총 30분이 소요됩니다. 주당 2~4회, 총 8회가 1회 치료 과정입니다.

9. 바이러스성 간염

간염은 간을 중심으로 하는 전신성 전염병으로, 간염 바이러스에 의해 일어납니다. 원인에 따라 A, B, C, D, E 유형으로 구분됩니다. 그 중 A, E 유형은 주로 소화기관으로 전파되고, B, C, D 유형은 주로 접종으로 전파됩니다.

He-Ne 또는 반도체 레이저 경혈 조사 치료 레이저 파장 632.8~650nm, 출력은 10~30mW로, 매일 1회, 각 경혈 조사 시간은 3~5분이며, 10회가 1회 치료 과정입니다. 간수, 담수, 비수, 양릉천, 비근 등 경혈을 주로 사용합니다.

서안 의과대학 제1 부속 병원에서는 만성 간염, 장기 간염 등을 레이저 치료로 치료하며 유효율은 82.14%에 이릅니다. 치료 혈자리는 두 그룹으로 나눕니다. 첫 번째 그룹은 지음, 족삼리혈이고 두 번째 그룹은 담수, 태충혈입니다. 간부위 통증이 있는 경우 기문혈 또는 양릉천혈을 추가하고 조사합니다. 알라닌 아미노전이효소가 높은 경우 대추, 간수, 비수, 양릉천혈을 하루에 두 번씩 추가합니다. 간이 큰 사람은 간수혈을 추가하고 비장이 큰 사람의 경우 비수혈을 추가합니다.

중국인민해방군 260병원에서는 8mW의 He-Ne 레이저를 사용하여 적혈구 수를 높이는 치료를 시행합니다. 적용 부위는 족삼리, 간수, 태충, 기문혈 등이며, 하루에 2~3개의 부위를 번갈아가며 취하고, 각 부위에 대해 3~5분간 조사를 실시하며, 하루에 한 번, 총 20일간 진행합니다. 36명의 환자를 치료한 결과, 레이저 치료 그룹이 약물 치료 그룹보다 효과적임이 입증되었습니다. 레이저 치료 그룹의 유효율은 86.1%(31/36)이고, 약물 치료 그룹의 유효율은 75%(24/32)입니다.

10. 간경화

간경화는 일반적인 만성 간질환으로, 다양한 원인에 의해 발생할 수 있으며, 주로 간 조직의 섬유성 조직 증식과 간 조직의 경질화로 인해 발생합니다.

주요 원인은 바이러스성 간염 (B형 및 C형)으로, 상하이 보도에 따르면 급성 및 만성 간염 환자 424명의 환자 중에서 2.5% ~ 13.2%가 간경화로 발전하여 발병하였습니다. 그 다음으로 만성 알코올 중독, 주혈흡충병, 담즙성 간경화 등이 있습니다.

임상 증상은 식욕 부진, 구토, 체중 감소, 피로, 상복부 간부 통증, 설사, 복부 팽만 등입니다. 검사: 피부에 거미반점과 간장, 간 비대, 중등 경화, 압통; 문정맥(간문정맥과 뇌하수체문정맥을 포함하는 문정맥) 고압시 복벽 피하

정맥류가 나타날 수 있으며, 말기에는 복수가 나타날 수 있다. 혈청 전달효소는 보통 정상이며, 바륨 X선 사진에서는 식도정맥류가 나타날 수 있다. B초음파 및 CT검사는 진단에 도움이 된다.

선전시 중의원은 반도체 레이저를 사용하여 경혈과 간 부위를 조사하여 52건을 치료했다고 보고했습니다. 일반적으로 사용되는 경혈은 천정, 간수, 중완, 상중, 족삼리 및 삼음교 등입니다. 각 조사시간은 1 시간 동안, 하루에 한 번, 7 일이 1회 치료 과정을 구성하고, 7일을 간격으로 두 번째 치료과정을 반복합니다. 대조군 50건은 전통적인 간 보호 요법으로 치료하였습니다.

치료 결과: 소화기관 증상의 총 유효율은 94.2 %이고 대조군은 80%이며, x^2(카이 제곱)검사를 통해 유의미한 차이를 확인할 수 있었습니다 (P〈0.05).

치료 후 15 일, ALT, AST 하락 총 유효율은 96.2 %이며 대조군은 82 %입니다. 두 그룹을 비교하면 유의미한 차이가 있었습니다 (P <0.05). 30 일 후 치료 후에는 유효율이 98 %이며 대조군은 유효율 94 %입니다. 두 그룹은 유의미한 차이가 없습니다.

혈 선정 방법: 식욕부진, 심한 메스꺼움은 족삼리, 중완에 선택하는 것이 좋습니다. 변비가 있는 경우 족삼리, 관원을 선택하는 것이 좋습니다. 잠을 잘 못 자는 사람은 삼음교, 천정을 선택하는 것이 좋습니다.

11. 만성 담낭염

만성 담낭염은 종종 급성 담관염의 후유증이거나 콜레스테롤 대사 장애로 인해 담낭 질환을 유발합니다. 담낭벽이 두꺼워지는 증상부터 전체 담낭의 섬유화 수축 증상까지 그 증상은 다양합니다.

He-Ne 또는 반도체 레이저 경혈 조사 치료는 양릉천, 기문, 일월, 중완, 담낭, 족삼리, 간수, 담수, 내관을 취하고 압통점 조사 및 담낭 영역에 부분 조사를 수행합니다. 레이저 파장은 632.8~650nm이며, 출력은 20~25mW입니다. 각 혈자리에 조사 시간은 5~10분이며, 2~3개의 혈을 선택하여 매일 1회, 7일을 1회 치료과정으로 합니다.

12. 만성 췌장염

만성 췌장염은 다양한 원인에 의해 야기된 췌장 조직과 췌장관의 만성 진행성 염증으로 췌장 파괴와 섬유화가 발생하는 질환입니다. 원인 제거 후에도 질환은 계속 진행될 수 있으며 자가면역 반응과 관련이 있습니다. 만성 췌장염 치료는 원인 치료를 중심으로 하며, 적절한 치료를 위해 레이저 침 치료가 병행될 수 있습니다.

He-Ne 또는 반도체 레이저 혈 조사 치료는 족삼리, 중완, 기문, 양릉천, 췌장 체표 투영 부위 및 부분 압통 부위를 선택하여 매번 2~3개의 혈과 체표 투영 부위에 조사를 실시하며, 파장은 632.8~650nm, 출력 전력은 10~15mW로, 광반 직경은 1mm이며, 매일 1회, 각 혈에 대해 10분간 조사를 실시하며, 10회를 1회 치료 과정으로 합니다.

13. 만성 신장 질환

만성 신장 질환은 만성 사구체질환, 신장 질환 종합 증후군 및 신장 기능 부전을 포함하며, 신장 내과에서 흔한 질병입니다. 반도체 레이저 경혈 조사를 통해 만성 신장 질환 치료에 일정한 효과를 얻을 수 있습니다.

반도체 레이저 경혈 조사 치료는 650nm 파장의 레이저, 출력 전력 5~10mW, 펄스 주파수 1~1.5Hz로, 1회 조사 시간 25분, 매일 1회, 연속 7일간의 치료를 1회 치료과정으로 합니다. 조사하는 혈자리 부위는 관원, 수도 (오른쪽), 신종 (왼쪽/오른쪽), 방광종 (오른쪽), 족삼리 (오른쪽), 삼음교

(오른쪽), 음릉천 (오른쪽), 용천 (오른쪽)입니다.

왕리 등이 보고한 바에 따르면, 650nm 반도체 레이저를 사용하여 만성 신장 구체 질환자 44명을 치료하였고, 신장 증후군 24명 및 신 기능 저하 28명을 치료하여, 총 96명을 치료하였으며, 그 중 레이저 조사군은 48명, 대조군은 48명이었습니다.

레이저군은 650nm의 반도체 레이저를 사용하며, 총 8곳의 경로로 레이저를 발산하도록 하고 각 경로마다 5~10mW의 출력을 가지며, 펄스 주파수는 1~1.5Hz입니다. 9개의 경혈을 선택하였으며, 이는 관원, 수도(오른쪽), 신수(좌우), 방광수(오른쪽), 족삼리(오른쪽), 삼음교(오른쪽), 음릉천, 용천(우측 공용혈)입니다. 경혈에는 한번씩 황기, 단삼 등의 약물을 붙인 약물패치를 사용하고, 각각 25분 동안 사용하며, 하루 1회, 7일 연속 사용, 1회 휴식을 취하여 총 21회를 1회의 치료과정으로 합니다. 그리고 대조군은 레이저 그룹과 동일한 약물 치료만을 받습니다. 치료 결과는 표 4-1을 참조하십시오.

표4-1 만성 신부전 레이저 치료 결과

그룹	사례 수	기본완화 사례 수	일부완화 사례 수	완화되지 않은 수	총 완화율(%)
치료 그룹	48	30	16	2	94.0
대조 그룹	48	18	11	19	63.3

Mortellaro 실험에서 족삼리는 면역 조절작용이 있는 혈자리로 증명되고, 족삼리, 관원 및 신수혈에 강한 자극을 사용하여 어려운 신장 질환에 대한 좋은 효과를 얻을 수 있습니다.

14. 백혈구 감소증

주변 백혈구 총 수치가 계속 4000/mm2(4×109/L) 이하로 유지될 때, 이를 백혈구 감소증이라고 하고, 중성 과립구 감소가 주된 원인입니다. 과립구의 절대 수치가 계속 2000/mm2 이하로 유지될 때, 이를 과립구감소증이라고 합니다.

He-Ne 또는 반도체 레이저 혈 조사 치료로 백혈구를 조절하기 위해 혈해, 삼음교, 장문, 신수, 비수, 족삼리, 격수, 현종혈을 조사합니다. 전신 무력증을 위해 명문, 기해, 고황을 조사합니다. 식욕부진에는 지기, 족삼리를 조사합니다. 메스꺼움 증상에는 내관을 조사합니다. 레이저 파장은 632.8 ~ 650nm 이며 출력 전력은 3 ~ 4mW이며, 각 혈에 5분간 조사하고 하루에 1회, 10회를 1회 치료과정으로 합니다.

Shandong Taizhou 지역 병원에서 백혈구가 2000 ~ 3500 /mm2인 30명의 환자를 치료하였으며, 그 중 20명은 단독으로 레이저 치료를 받았으며, 10명은 바틸 알코올, 복합 비타민 B4, 황기건중탕 등을 병행하였습니다. 백혈구가 완전히 회복된 사례가 4건이며, 호전된 사례가 24건이고, 효과가 없는 사례가 2건으로, 유효률은 93.3 %에 달합니다.

He-Ne 또는 반도체 레이저 자기장 경혈 치료의 방법은 3mW의 He-Ne 레이저 또는 반도체 레이저를 3000Gs의 자기장을 통해 제만 효과를 발생시키는 것입니다. 즉, 자기장을 통과 한 레이저 빔은 두 개의 반대 방향 나선 모양의 레이저 빔으로 형성되며 DNA 나선 구조와 유사합니다. 이를 통해 인체에 레이저를 조사하여 치료 효과를 얻을 수 있습니다. 301 병원, 의과대학 종양연구소, 북경조양병원은 환자를 공동 관찰하여 유효율이 약 83%로 나타났습니다.

기림대학 중일 우정 병원의 Lu Zhenxia 등은 810nm 반도체 레이저 치료

설비를 사용하여 출력 전력 0~0.5W로 악성 종양의 화학 요법 후 백혈구 감소 환자 102명의 혈자리에 조사하여 치료하였으며, 동기간에 단일 경구 성분 백혈구 증가제를 복용하는 악성 종양 화학 요법 후 백혈구 감소 환자와 치료 효과를 대조 분석하였습니다. 실험군 102명, 대조군 60명, 악성 종양 화학 요법 후 백혈구 모두 ≤ 3.5×109/L입니다. 치료 후 7 일, 레이저 그룹에서는 50사례 (49%), 유효한 32사례(31.4%)가 나타나 전체 유효율은 80.4%이며, 대조군에서는 각각 6사례(10%), 30사례(50%)로 전체 유효율은 60%입니다. 두 그룹은 통계학적으로 유의미한 차이가 있습니다.

레이저 치료 경혈은 족삼리, 혈해, 관원, 간수, 신수, 비수 등입니다. 각 경혈에 대해 5 분간 조사하고 매일 1 회씩 7 일이 1회 치료과정입니다.

15. 고지혈증

혈장 지질 농도가 정상 상한선을 초과할 때 고지혈증이라고합니다. 임상적으로 원발성과 이차성으로 구분되며, 후자는 관리되지 않은 당뇨병, 점액성 부종 또는 갑상선 기능 저하증, 동맥경화증, 신장 질환 증후군, 담즙 정체성 간담병, 담즙성 간경화증, 지방간, 췌장염, 통풍 등의 질환에서 흔하게 발생합니다.

He-Ne 또는 반도체 레이저 경혈 조사 치료는 레이저로 직접 내관혈을 조사하는데, 양쪽을 교대로 조사하여 매일 1 회, 1 회 15분, 10~12 회를 1회 치료과정으로 합니다. 레이저 조사 출력은 2~3mW이고, 파장은 632.8~650nm 입니다. 레이저로 비강 내부 조사와 치료를 결합하면 효과가 더욱 향상됩니다.

중국 중의학 연구원은 He-Ne 레이저를 내관혈에 조사하여 콜레스테롤을 낮출 수 있음을 입증하였습니다. 유효율은 70 %이며, 관상동맥질환, 협심증을 개선할 수 있습니다.

하북 인민 병원의 Qiao Shuzhang 등이 보고한 바에 따르면, 810 nm 반도체 레이저로 경혈 조사하고 출력은 0~500mW로 연속 조절이 가능하도록 합니다. 조사 위치는 간수, 기문, 비수, 족삼리 (왼쪽, 오른쪽 교대로 치료함)이며, 각 혈을 9 분씩 조사하고 하루 1 회, 20 일이 1회 치료과정으로, 10 일 휴식 후 2회차 치료를 진행합니다.

60 명의 환자를 치료하여 15명은 치유되었고, 42명은 호전되었으며, 3명은 효과가 없었습니다. 총 유효율은 95 %입니다.

고지혈증은 대개 담탁, 담습, 어혈 등으로 인해 발생하므로 비장을 튼튼히 하고 체내의 습기를 제거하기 위해 비장과 위장의 기능을 조절하는데 중요한 역할을 하는 혈을 취합니다. 간은 주로 기의 흐름을 조절하고 기혈의 작동을 유지하므로 기를 활성화하고 혈액 정체를 완화하기 위해 수모배혈법을 사용합니다. 즉 간경의 수혈인 간수, 모혈인 기문을 자극하여 간의 기능을 조절할 수 있습니다.

또한, 조숙장은 다른 논문에서 리피토정 (주로 간 내에서 HMGCOA 환원효소와 콜레스테롤의 합성을 억제하여 혈장 콜레스테롤 및 지질 단백질 농도를 낮추고 간세포가 LDL-C를 흡수하고 분해대사를 증가시켜 LDL-C 생성과 입자 수를 줄이는 효과가 있습니다. 지질 강하 효과가 좋고 부작용이 적지만 변비, 복부 팽창, 소화 불량, 복통, 근육통, 전단지효소 상승 등의 부작용이 있습니다) 와 함께 레이저 침술을 사용하여 치료하였다. 레이저 또는 리피토정을 복용하면 TC, TG, LDL-C, VLDL이 모두 크게 감소하고 HDL-C가 크게 상승하지만 약물군에서는 ALT가 증가하는 경향이 있으며 레이저군에서는 그렇지 않습니다.

지난성 우불산 병원의 후위춘은 반도체레이저를 사용하여 족삼리, 풍륭, 비수, 위수 및 중광혈에 5분간 조사하고, 매주마다 2회 진행하였습니다. 총

75명을 치료하였고 레이저 치료군은 40명, 침술 치료군은 35명이었습니다. 치료 기간은 6~12주였으며, 침술 치료군은 ApoB(아포지단백B)가 감소하고 HDL이 상승했으며, 레이저 치료군은 ApoB가 감소했습니다 (P〈0.05). 12주 후에는 두 그룹 모두 TG, Chol, LDL, ApoB가 눈에 띄게 감소하고 HDL 및 HDL-C가 명확하게 상승하여 정상값에 가까워졌습니다. 즉, 레이저 치료와 침술 치료는 모두 효과적임을 나타냅니다.

16. 갑상선 기능 항진증

안구돌출성 갑상선 기능 항진증은 갑상선 기능이 증가하고, 호르몬의 분비가 증가하거나 갑상선 호르몬이 혈액 순환 중 그 수치가 증가하여 일어나는 내분비 질환을 말합니다. 그 원인은 다양하며, 병리학적으로는 확산성, 결절성 또는 혼합성 갑상선 종양 및 갑상선염 등이 있습니다. 갑상선 호르몬이 직접적 또는 간접적으로 병리생리학적 및 병리해부학적 병변을 초래하며, 임상적으로는 고대사 증후군, 신경 및 심혈관계 등 기능 이상, 갑상선 비대 등의 특징이 주로 나타납니다; 미만성인 경우 대체적으로 그 정도가 다른 안구돌출을 동반합니다.

He-Ne 또는 반도체 레이저 경혈 조사 치료에서 주 경혈은 부돌혈(扶突穴)이며, 이는 기초대사율, T3와 T4 그리고 131요오드 흡수율을 현저하게 감소시킬 수 있습니다. 돌출성 안구증이 있는 경우에는 귀문, 정명혈을 함께 조사합니다. 레이저 파장 632.8~650nm, 출력은 250mW/cm²으로, 하루에 한 번, 경혈 조사는 5~7분, 보조 경혈 조사는 3~5분, 10회가 1회 치료과정이며, 양측 경혈을 번갈아 사용합니다. 하얼빈 제일 병원에서 16명의 환자를 치료했는데, 그 중 8명이 완치, 6명이 기본적 치료, 2명이 호전되었으며, 모두 좋은 치료 효과를 보였습니다.

17. 편두통

편두통은 일반적인 병 중 하나로, 발병율은 약 5% 정도이며 여성이 남성보다 더 많이 발생합니다. 편두통의 발생 원인은 아직 완전히 밝혀지지 않았으며 신경 원인과 혈관 원인으로 보고 있습니다. 이는 두개골 내 혈관의 수축과 이완 기능이 불안정하고 일부 체액 물질의 일시적인 변화로 인해 발생하는 두통입니다. 발작 전 증상으로 두개골 내 동맥 수축이 먼저 일어나 국부적인 혈류가 감소합니다. Olesen은 편두통 환자의 발작 시 국부 뇌 혈류가 25% ~ 30% 감소한다는 것을 입증했으며, 후두골 피질부분에서 "혈소판 감소"가 나타나지만 중앙 돌기와 외측열을 넘어 뇌도에서 전두엽까지 확장되지는 않습니다. 관류저하는 지속적으로 4~6시간 지속되며, 이는 신경 기능 장애로 인한 것입니다. 이후 두개골 외 혈관이 확장되어 두통이 발생합니다. 발작 과정에서 혈소판의 축적이 증가하고 5-HT(5-하이드록시트립타민)이 방출된 후 혈소판이 응집 및 5-HT가 감소하여 혈관이 확장되고 두통이 발생합니다. 편두통 환자는 IgG, IgA, C3 및 면역 복합체(CIC)가 모두 상승하며, 이는 혈소판 응집과 5-HT 방출을 촉진할 수 있습니다.

편두통 발작은 편마비형, 기저동맥형, 안근마비형, 복합형 등 다양한 증상을 보이며, 편두통 발작 시 구토, 두통, 빛에 예민해지는 등의 증상이 동반되며, 두통이 4~6시간 지속됩니다. 이러한 환자의 60%는 가족력이 있으며, 정신적인 긴장, 과로, 기후 변화, 강한 빛 자극, 혈관 확장제 복용, 음주 등이 유발 요인이 될 수 있습니다. 휴식과 수면은 통증을 완화시키거나 없앨 수 있습니다.

He-Ne 또는 반도체 레이저 혈자리 조사 치료는 파장이 632.8~650nm이고 출력은 5~3mW이며, 각 혈에 대해 3~20분 동안 조사하고, 하루 1회, 6~10회를 1회 치료과정으로 합니다. 일반적으로 태양, 인당, 찬죽, 백회, 풍지, 외관, 속곡을 주요 혈자리로 사용합니다. 일부 보고에 따르면 치료목적을 달성하기 위해 두혈(제2장골 엄지측 두혈, 全息头穴: 신체의 일부가 전체를 대표한다고 여기는 기법)을 사용해 혈자리를 설정하는 것으로 보고되었습니다.

양국정 등 보도에 따르면, 30mW He-Ne 레이저를 사용하여 두혈을 조사하였습니다. 매번 20분씩, 매일 1회, 총 6회가 1회 치료과정이며, 총 35명의 편두통 환자를 대상으로 치료하였다. 동시에 대조군으로 30명의 전기 침치료를 진행하였습니다. 치료 결과, 레이저 그룹에서는 21명(60%)이 완치되었고, 11명(31.43%)이 명확한 효과를 보았으며, 3명(8.57%)가 호전되었고, 효과가 없는 사람은 0명이었습니다. 하여 총 유효률은 91.43%입니다. 대조군에서는 완치 10명(33.33%), 유효 12명(40%), 개선 7명(23.33%), 효과 없음이 1명(3.33%)이었으며, 총 유효률은 73.33%이었습니다. 통계학적 분석 결과 $P<0.01$로 유의미한 효과가 있었습니다.

진신기(사람 이름)의 보도에 따르면, 25mW He-Ne 레이저를 사용하여 풍지와 인당혈을 조사하였습니다. 병증에 따라 적절한 치료를 하였으며, 출력 8mW, 광반 직경 5mm, 출력은 $20mW/cm^2$이었습니다. 48명의 환자를 대상으로 치료하였으며, 29명이 명확한 효과를 보였고, 2명이 효과가 없었습니다.

중의학에서는 이러한 편두통은 풍사습락(풍사가 뒷머리로 침범해서 생기는 것), 간양상항(기가 머리로 치솟음), 어혈조락(어혈이 경락맥을 막아 기가 이르지 못함) 또는 기혈쇠약에 의해 발생한다고 여겨집니다. 발작시에는 "두풍"이라고도 불립니다.

18. 삼차신경통

삼차신경통은 삼차신경 지배 영역 내에서 일시적이고 반복적인 강한 통증을 의미합니다. 원인은 알려져 있지 않으며, 삼차신경의 변성, 삼차신경이 받은 기계적 압박, 뇌내 종양, 염증, 혈관 이상 등이 직접적인 원인이 되어 발생할 수 있습니다.

He-Ne 또는 반도체 레이저의 적외선 조사 치료는 파장 632.8~650nm, 출력은 10~20mW로, 태양, 양백, 하관, 협차, 지창을 선택하여 하루에 1회 총 5분씩 조사하며, 7~10회를 1회 치료과정으로 합니다. 통증 부위를 추가로 조사하며, 10회 조사 후 개선이 없으면 효과가 없다고 볼 수 있습니다.

마서연 등의 보도에 따르면 He-Ne 레이저를 사용하여 안와신경통 (삼차신경통의 첫 번째 지점)를 치료하고 안와신경공과 태양혈을 조사하였고, 매번 10분, 매일 1회, 10회를 1회 치료과정으로 하였습니다. 1회 조사 시 통증이 완화된 예가 31건이었으며, 5회 조사 시 58건으로 증가하였고, 10회 조사 시 69건으로 증가하였다. 총 유효율은 100%입니다.

채평 등의 보도에 따르면, 반도체 레이저를 사용하여 14건의 삼차신경통을 치료하기 위해, 사백, 영향, 하관, 협차 등의 혈을 선택하여 치료하였고, 그 중 13건은 통증 발작이 멈췄습니다.

형평은 레이저 침치료를 사용하여 득기한 후 광섬유를 삽입하고 치통을 치료한 65건에 대해 보도하였으며, 그 중 48건은 1회 치료 후 완치되었으며, 15건은 2회 치료 후 완치되었으며, 2건은 4회 치료 후 완치되었습니다. 일반적인 치통의 경우, 침을 다시 꽂은 후 2분 이내에 완화될 수 있습니다.

CO_2 레이저 국부 조사에는 출력 전력이 20mW인 CO_2 레이저 광선이 사용되며, 병변 부위에 레이저를 집중 조사합니다. 용량은 환자가 온기를 느낄 때까지 사용하고, 하루에 1회, 매번 10~15분씩 10회가 1회 치료과정입니다.

상해 제2의 의학 대학 부속 예진 병원에서 32명의 삼차신경통을 치료했으며, 그 중 12명(37.5%)의 증상이 사라졌고, 14명(43.75%) 호전되었으며, 6명(18.75%)은 효과가 없었습니다. 치료 후 6개월에서 2년 사이 22명의 환자를 추적 관찰한 결과, 11명(50%)이 재발했으며, 재발율이 상당히 높았습니다.

반도체 레이저의 국부조사 광선파장은 810nm으로 CO_2 레이저 국부조사 치료 방법과 동일합니다.

19. 얼굴근육경련(발작성 얼굴근육 경련)

발작성 얼굴근육경련은 한쪽 얼굴근육에서 발생하는 발작적이고 불규칙한 자발적인 수축으로, 처음에는 눈주위근육에서 발생하고 이후에 다른 근육으로 확산되며, 신경계의 기타 다른 양성 증상이 없습니다. 그 원인은 얼굴신경의 이상흥분 또는 유사 시냅스 전달로 인한 얼굴근육의 수축으로 판단됩니다.

He-Ne 또는 반도체 레이저 적외선 조사 치료는 레이저 파장 632.8~650nm, 출력은 30mW로 5~10분 동안 각 혈을 조사하고, 일일 1회, 10회가 1회 치료 과정입니다. 일반적으로 사용되는 혈은 눈 근육 경련이 우선되는 경우 양백, 태양, 사백; 볼 근육 경련이 우선되는 경우 하관, 사백, 영향; 입 주변 근육 경련이 우선되는 경우는 협차, 지창, 승장입니다. 전체 얼굴근육경련의 경우 위

표 4-2 세 그룹 치료 효과 비교

그룹	사례수	완치 (%)	명확한 효과 (%)	유효 (%)	무효 (%)	출현율 (%)	종합 효과 (%)
치료군	40	31 (77.5)	4 (10)	4 (10)	1 (2.5)	87.5	97.5
침 치료군	40	12 (30)	8 (20)	16 (40)	4 (10)	50	90.0
약물 치료군	40	7 (17.5)	6 (15)	13 (32.5)	14 (35)	32.5	65.0

에서 언급한 혈을 4~7회 조사합니다.

양국정 등은 He-Ne 레이저를 사용하여 혈을 조사하고, 침과 약물 대조군과 비교하면 유의미한 차이(P<0.05)가 있었으며, 출현율도 유의미한 차이(P<0.05)가 있었습니다. 관련 치료 효과는 표 4-2와 같습니다.

20. 후두 신경통

후두 신경통은 감염, 국부 자극 또는 당김으로 인해 발생할 수 있으며, 통증은 목 뒤와 경부에 방사형으로 발생하며 매우 격렬합니다.

반도체 레이저(810 ~ 830nm) 국부 및 혈 조사 치료는 후두 대신경 압통점인 풍지혈을 사용합니다. 출력 전력은 200 ~ 250mW이며 국부 조사는 3~5분이며, 매일 1회, 10회가 1회 치료 과정입니다.

일본의 구상철은 206건의 임상결과에서 그 유효율은 80% 이상임을 밝혔습니다. 그가 제시한 치료 방법은 후두의 큰 신경 압통점과 작은 신경 압통점에 15 초간 조사를 실시하는 것이고 3회 조사하니 효과가 있었습니다.

21. 늑간 신경통

늑간 신경통은 일반적으로 감염, 외상, 또는 신경염으로 인해 발생합니다. 이 통증은 늑간 신경을 따라서 나타나며, 간헐적이거나 지속적인 찌르는 통증과 불로 지지는 듯한 작통이 있습니다. 특히, 대상포진 바이러스로 인한 신경통은 특히 심하다고 알려져 있습니다.

반도체 레이저를 이용한 조사 치료는 후두신경통과 동일합니다.

일본의 Takeyoshi Satoru는 34명의 대상포진 후신경통 환자를 치료하였고, 즉각적인 통증 완화 효과가 매우 좋았습니다. 효과율은 90%였습니다. 치료 시, 각 환자는 6개의 지점을 선택하고, 각 지점을 60초 동안 연속적으로 조사하였습니다.

22. 상완신경총 신경통

상완신경총 신경통은 상완신경총이 손상되거나 자극을 받아 상완신경총 분포 지역에 통증이 발생하는 것을 말합니다.

He-Ne 또는 반도체 레이저 경혈 조사 치료: 레이저 파장 632.8~650nm, 출력은 10mW로, 환자의 한 쪽 '운문(云门)', '견우(肩髃)', '견정(肩贞)', '곡지(曲池)', '삼각집중점', '수삼리(手三里)', '외관(外关)', '합곡(合谷)' 등의 경혈을 선택해, 하루에 한 번, 각 경혈당 5분씩 조사, 7~10회를 1회 치료 과정으로, 매회마다 4~6개의 경혈을 선택합니다.

반도체 레이저 조사 치료: 저에너지(810nm) 적외선 레이저로 국부 경혈을 조사, 출력은 300~350mW로, 각 경혈당 조사 시간은 3분, 하루에 한 번, 10회를 1회 치료과정으로 합니다. 선택하는 경혈은 He-Ne 레이저 경혈 조사 치료와 동일합니다.

23. 좌골 신경통

좌골 신경통은 좌골신경 및 그 분포 지역에서 통증이 발생하는 것으로, 일반적인 주변 신경계 질환입니다. 이는 원발성과 2차성으로 구분할 수 있습니다. 원발성 좌골신경통은 추위, 습기, 손상, 감염과 관련이 있습니다. 2차성 좌골신경통은 인접한 조직의 병변에 의한 기계적 압박이나 유착으로 인해 발생하며, 이는 요추 추간판 탈출증, 관절 및 골반의 병변, 요천골의 연조직 손상 등으로 나타납니다.

반도체 레이저 조사 치료: 레이저는 좌골신경의 압통점을 따라 조사하며, 예를 들면 요천부, 엉덩이 부위, 오금, 복사뼈 등이 있습니다. 출력은

300~350mW로, 각 지점에 3분 동안 조사합니다. 하루에 한 번, 10회가 1회 치료 과정입니다.

일본의 Shirouzu는 반도체 레이저를 이용해 523명의 좌골신경통 환자를 치료하였는데, 그 중 34.4%가 크게 효과가 있었으며, 46.3%는 기본적인 효과가 있었고, 14.3%는 약간의 효과가 있었으며, 4.8%는 변화가 없었고, 0.2%는 효과가 없었습니다. 총 유효율은 80.7%에 달했습니다. 그는 치료를 위해 100개 이상의 점을 선택하였습니다.

He-Ne 또는 반도체 레이저 경혈 조사 치료: 레이저 파장은 632.8~650nm이며, 출력은 10mW입니다. '환도(环跳)', '양릉천(阳陵泉)', '위중(委中)' 혈을 선택하여, 각 경혈에 10분 동안 조사합니다. 하루에 한 번, 7~10회가 1회 치료과정입니다.

24. 뇌성마비

뇌성마비는 다양한 원인으로 인한 뇌손상의 종합증상으로, 운동장애가 주로 나타나며, 특히 경련성 마비(예: 유전강직하반신마비)가 많이 나타납니다.

반도체 레이저 조사 치료는 대개 척추 사이나 양쪽 하지의 환조, 양릉천, 위중혈 등을 적절하게 선택하여 치료합니다. 조사 방법은 좌골 신경통 레이저 조사 방법과 동일합니다.

일본의 아사토 요시미는 41명의 뇌성마비 환자에 대해 반도체 레이저 치료를 시행하여, 치료 후 12명 중 8명에서 경동맥 혈류량이 평균 0.25L/min 증가되었습니다. 동적 심전도 관찰에서는, 치료 후 부교감 신경에서 비롯된 고주파 성분이 증가하였으며, 12명 중 8명에서 증가하였습니다. 근전도에서는, 조사 후 굴근군 (손을 구부리는 데 사용하는 근육 그룹)의 방전이 증가하여 물건을 더욱 쉽게 잡을 수 있었습니다.

25. 허혈성 뇌질환

허혈성 뇌질환은 뇌 혈액 공급 부족, 강극성 뇌경색, 동맥 경화성 뇌질환 등을 주로 포함하며, 이러한 환자들은 대부분 경동맥 계통의 혈관 변형을 보입니다. 또한 절반 정도의 환자들은 척추-기저동맥 혈액 공급 부족을 보입니다.

반도체 레이저 조사 치료는 환자의 갑상선 연골 가장자리에 평행한 총경동맥 위치에서 이루어집니다. 출력은 20mW로, 매번 30분 동안 조사합니다. 하루에 한 번, 10회를 1회 치료과정으로 합니다.

Su Mingqiu는 50명의 환자를 치료하였고, 효과를 확인하기 위해 뇌혈류 초음파(TCD)와 뇌 지형도(BEAM)를 사용하였습니다. 그의 보고에 따르면, 이 치료는 각 측정 지표(예: 혈류 속도가 빨라짐, 뇌 기능 개선)에서 모두 명확한 개선을 보였습니다.

26. 혈관성 치매

혈관성 치매(Vascular Dementia, VD)는 뇌 혈관의 문제로 인한 뇌 기능 장애에 의한 치매 증후군으로, 기본적으로 뇌 동맥 경화입니다. 이는 몸 속의 지방 대사 장애로 인해 지방이 혈관 벽에 쌓여 혈관의 내부가 좁아지고, 혈관의 탄성이 떨어지며, 심한 경우 혈관이 완전히 막혀서 뇌 조직에 충분한 혈액 공급을 할 수 없게 됩니다. 이로 인해 뇌 조직이 만성적으로 허혈과 산소 부족 상태에 놓여 뇌세포가 죽고 뇌조직이 연화됨으로써 많은 경색증과 연화증(다발성 열공경색 등)이 발생합니다.

현재 중국에서는 60세 이상 노인이 1.2억 명에 이르며, 이 중 약 500만 명이 노인성 치매를 앓고 있다고 추정됩니다. 2025년에 중국의 노인 인구가 전체 인구의 20%를 차지할 것으로 예상되어, 노인성 치매의 발병률도 점차 증가할 것입니다. 세계보건기구(WHO) 보고서에서는 65세 이상 노인의 지능 장애율이 10%에 이르며, 이 중 50%가 치매를 앓고, 80세 이상의 발병률은 25%~30%에 달하여, 노인성 치매는 만성질환으로, 병의 경과는 5~10년에 이를 수 있습니다.

환자들은 기억, 계산, 사고, 방향 감각, 판단 등의 능력의 장애를 보이며, 이는 가정과 사회에 무거운 부담을 주고 있습니다.

이 질병은 중의학에서 "치매(痴呆)", "기억상실(健忘)", "우울증(郁证)", "정신착란(癫证)", "광증(狂证)" 범주에 속합니다. 기가 정체되고 혈이 막히면, 뇌의 기와 장부의 기가 순환하지 못해, 실신하거나 멍해지며, 행동에 목표성이 없어 꿈을 꾸는 듯한 상태에 있는데, 이는 치매의 주요 증상입니다. 정신착란과 광증은 끊임없이 웃고 울며, 막말을 하고 노래를 부르고, 친족이나 타인을 가리지 않고 나쁜 행동들을 보이는데, 이는 기와 혈이 정체되고, 뇌의 기와 장부의 기가 소통하지 못해 꿈을 꾸는 듯 온전치 못한 상태이기에 그렇습니다.

레이저를 혈자리 선정: 주요 혈로 백회(百会), 풍부(风府)와 양쪽 풍지(风池) 혈을 선택합니다.

증상에 따른 혈의 선정: 뇌수가 부족하면 양측 절골혈을; 간과 신장이 허하면 양측 간수, 신수, 족삼리를; 비장과 신장이 모두 허하면 양측 족삼리와 삼음교를; 심장과 간의 화가 성하면 양측 태충과 신문을; 탁한 담이 구멍을 막으면 양쪽 풍륭과 족삼리를 취하고 기가 정체되어 피가 뭉치면 양쪽 혈해, 태충 및 합곡을 취합니다. 기타 반신불수, 안면 신경 마비증, 이변실금은 상응하는 혈을 취합니다.

레이저는 0~2W의 연속 조정 가능한 레이저를 사용하고, 파장은 808nm, 출력은 120mW, 거리는 1.00cm로, 각 혈에 2분씩 조사하며, 에너지 밀도는 43~64J/cm²입니다. 두 그룹 모두 매일 오전 9시부터 11시까지 1회씩 진행하고, 5일 연속 진행 후 2일 휴식을 가지고, 계속적으로 치료하여 총 42일간 관찰합니다.

치료 전에는 뇌 순환 개선제와 뇌 대사 활성제, 예를들면 시나리진(Cinnarizine), 피리티오키신(Pyrithioxine), 피라세탐(Piracetam) 등의 복용을 중단하고 레이저 그룹군과 침술 그룹군 모두에게 중약치료를 병행합니다.

화남사범대학교의 모비지 등은 레이저를 이용해 혈관성 치매를 대상으로 비교연구를 진행하였습니다. 두 그룹의 비교 결과, 레이저 그룹군의 유효율은 58.06%였고, 침술 그룹군의 유효율은 64.52%이었고, Ridit 검사를 통해 두 그룹군의 유효율에 통계학적으로 유의미한 차이는 없음을 알 수 있었습니다 ($\mu=0.85$, $P>0.05$). 이는 레이저 치료가 침술만큼 혈관성 치매 치료에 효과적임을 의미합니다. 하지만 레이저는 무통, 안전, 조작이 간편하다는 장점이 있습니다.

27. 외측 대퇴부 피부신경염

외측 대퇴부 피부신경염은 감각 이상성 대퇴통증이라고도 하고, 해당 신경은 2번째와 3번째 요추에서 기원하며, 대요근을 통과하여 서혜인대(ligamentum inguinale)를 거쳐 전상장골극이 거의 무릎에까지 이릅니다. 이 신경 경로에서의 기계적 압박 또는 염증은 외측 대퇴부 피부의 마비 또는 통증을 유발할 수 있습니다.

양국정은 반도체 레이저 830nm을 사용하여 광반 직경 7mm, 그 조직 투과 깊이는 피하층 7mm까지 도달하고, 출력은 0~500mW의 연속 조절이 가능하도록 하여 총 42명를 대상자로 환도, 풍시, 비관, 아시혈을 취하여 치료하였습니다. 그 결과 42명 모두 완치되었으며, 총 유효율은 100%이었습니다. 대조군 33명의 총 유효율은 84.9%였으며, 명확한 차이가 있었습니다

(P<0.05).

28. 레이저 금연침

　흡연은 인체 건강에 심각한 해를 끼치는 습관이고, 전 세계적으로 담배로 인해 연간 약 500만명이 조기 사망하며, 이는 에이즈, 결핵, 교통사고, 자살 등의 원인을 합친 것보다 많습니다. 2020년까지, 담배로 인한 사망자 수는 연간 1000만명에 이를 것으로 예상되며, 흡연은 실질적으로 인류의 사망의 주요 원인이 되었습니다. 많은 사람들이 그 위험성을 알고 금연을 원하지만, 금단 증상의 영향으로 여러 번 금연을 시도하고 다시 흡연하는 패턴을 반복하기도 합니다. 따라서 금연을 원하는 사람 중 50%만이 실제로 금연에 성공합니다.

　침 치료나 레이저 침 치료 후에는 신경계가 대량의 내성 아편물질을 생성하게 되어, 이는 니코틴 공급이 중단되면서 생기는 아편물질 부족을 보충하며, 이로 인해 금단 증상이 줄어들어 금연 목적을 달성할 수 있습니다. 또 다른 효과는 관련 경혈을 자극함으로써 맛의 변화를 조절할 수 있으며, 이는 흡연자가 흡연 시 담배의 맛을 느끼지 못하거나 심지어 쓴맛을 느끼게 하고, 담배를 피울 때 흡연자에게 어지럼증, 구역질, 구토 등의 증상을 일으키게 하여 다시 흡연하려는 욕구를 없앱니다.

　중의학의 장부 경락 이론에 따르면, 흡연은 폐와 위가 관련이 있습니다. 폐는 코를 통해 외부와 연결되고, 비위와 위는 내부에 증상이 있으면 외부로 드러나며, 비장은 입을 통해 외부와 연결됩니다. 그래서 흡연자들은 대부분 입이 건조하고, 코가 건조하고, 가래가 많고 약간 황색을 띠며, 혀는 붉고 혀 밑은 연노랗고, 맥박이 약간 빠른 등의 증상이 있는데, 이는 폐와 위에 열이 많을 때 생기는 증상입니다. 레이저가 관련 경혈을 조사하면 폐의 열을 줄일 수 있어 생리적 균형을 이루고 금연할 수 있게 됩니다. 따라서 이혈 중 입(口)과

폐(肺)를 취합니다. 또한, 흡연은 대개 흥분, 우울, 고민하는 등의 상태에서 이루어지므로, 신경을 안정시키고 정신을 진정시키는 신문혈(神門穴)을 선택합니다. 또한, 흡연을 하지 않으면 흥분하고 쉽게 화를 내는 경향이 있고, 이는 간의 화로 인한 간의 양기와 관련이 있으므로 간혈(肝穴)을 취할 수 있습니다. 또한 피질하, 내분비 등 정신을 가다듬고 지혜로움을 더하는 혈을 더할 수 있습니다.

He-Ne 또는 반도체 레이저를 이용한 경혈 조사 치료는 레이저 파장이 632.8~650nm, 출력이 10~15mW이며, 매일 한 번씩, 각 경혈을 5분 동안 조사합니다. 7회를 1회 치료과정으로 하며, 주로 사용되는 경혈은 내관(內關), 솔곡(率谷), 풍지(風池), 합곡(合谷), 태충(太衝), 족삼리(足三里), 백회(百會) 등입니다. 이들 경혈은 모든 중독 질환을 치료하는 데 적합하며, 다른 경혈은 증상에 따라 선택할 수 있습니다. 예를 들어, 불안증과 심계항진에는 신문(神門)을, 골병에는 대저(大杼)를, 소화계 증상에는 중완(中脘), 족삼리(足三里), 삼음교(三陰交)를, 근육계 증상에는 양릉천(陽陵泉) 등을 선택합니다. 특히 1981년 미국의 침구사 Olms가 첨밀혈(甛蜜穴, 금연혈)을 발견하였는데, 그는 독감으로 인해 지속적인 기침이 멈추지 않았고, 치료과정 중 우연히 양계(陽溪)와 열결(列缺) 사이의 민감한 지점이 금연 효과가 매우 좋다는 것을 발견했습니다. 그는 매일 50개의 담배를 피워왔으며 30년 동안 이를 반복하였고, 이전에 여러 차례 금연을 시도하였지만 실패하였습니다. 그러나 이 "혈"을 사용하면, 한 번의 치료 후에 완전히 금연하게 되었습니다. 그는 5000건의 사례를 관찰하였고, 유효율은 거의 80%에 이르렀습니다.

장승리는 보고서에서 6mW의 He-Ne 레이저를 이용한 경혈 조사를 하였고, 각 경혈을 3~5분 동안 조사하였으며, 매일 한 번씩, 10회를 1회 치료과정으로 진행하였습니다. 그의 유효율은 84%에 이르렀습니다.

He-Ne 또는 반도체 레이저를 이용한 이혈 조사 치료는 주로 신문(神門), 신(腎), 교감(交感), 폐(肺), 간점(肝點), 구(口), 위(胃), 피질하(皮質下), 내분비(內分泌), 비(脾), 기관(氣管)등의 경혈을 선택합니다. 레이저 파장은 632.8~650nm, 출력은 6~25mW이며, 각 경혈에 대한 레이저 조사는 10~25초만으로 충분하고, 5~10회를 1회 치료과정으로 합니다. 일반적으로 레이저 침술과 귀침(이침)을 병행하며, 마그네틱 비드를 부착하고 음압을 이용한 폐 청소 치료를 함께 진행하면 더 좋은 효과를 얻을 수 있습니다.

NogerP는 1975년에 비엔나에서 열린 유럽 침술 학회에서 제안한 이맥 반사는 일반적으로 0~3번의 맥박 시간 동안 유지됩니다. Zalesskiy, V.N.은 1983년에 레이저 침술 방법을 보고하였으며, 3mW의 He-Ne 레이저를 폐(肺), 심(心), 간(肝), 위(胃) 등의 경혈에 10초 동안 조사하였습니다. 이 방법은 주변 혈관 질환과 폐암을 앓고 있는 담배 중독이 심한 노인 환자의 치료에 효과적이었으며, 금연률은 70.58%에 이르렀습니다.

반도체 레이저 조사 치료는 주로 820nm 적외선 레이저를 사용하며, 출력은 50mW, 주파수는 10Hz입니다. 일주일에 3번 조사하고, 3회를 1회 치료과정으로 하며, 이혈은 긴장점(緊張點), 폐(肺), 위(胃) 지점을 선택합니다. 앞의 두 경혈은 아편 중독자의 금단 증상을 억제하는데 사용되며, 위(胃)점은 담배를 끊은 후 체중 증가가 빠르게 일어나는 것을 조절하는 데 사용됩니다.

Schwartz 등은 이것이 금연 과정에서의 보조 치료라고 생각하였습니다. 1280명의 환자가 3개월간 레이저 치료를 받은 결과, 성공률은 48%(614명)였으나, 치료 전 24시간 동안 흡연하지 않았을 경우 성공률은 67%에 달하였습니다. 그러나 미리 금연하지 않은 사람들 중에서는 성공률이 33%에 불과했습니다. 또한 그는 레이저 치료의 효과와 흡연 정도의 관계를 증명하였습니다. 데이터에 따르면, 일일 흡연량이 1갑 이상인 사람들 중에서는 성공률이

73%(448명)이었으나, 1갑 미만 흡연자들의 성공률은 27%(166명)에 불과했습니다. 이는 흡연량이 많은 사람들이 금연 효과에 더 좋다는 것을 보여줍니다. 이 점은 류승의(Liu Chengyi)가 기본 이론에서 설명한 것과 일치합니다.

29. 레이저 다이어트침

비만증은 여러 가지 요인에 의해 발생하는 만성 대사성 질환이며, 체지방이 체중에서 차지하는 백분율 수치가 이상적으로 높아지고, 일부 부위에 과다한 지방이 축적되는 것이 특징입니다. 발병 원인은 유전적 요인, 사회 환경 요인, 심리적 요인, 운동 관련 요인 등과 관련이 있습니다.

1973년에는 독일 의사가 미세 레이저 광선을 이용하여 침술을 대체하고, 1975년에는 전통적인 침술 치료를 대체하는 레이저 치료기를 성공적으로 개발하였습니다. 비파괴성의 저강도 레이저는 염증을 억제하고 상피세포의 성장을 촉진하는 기능뿐만 아니라, 특정 기관의 기능을 조절하는 능력도 가지고 있습니다. 레이저 헤드를 복부 관련 영역에 위치시키면 위장 기능을 조정할 수 있고, 레이저의 특수한 침투 작용을 이용하여 피하 조직의 깊은 부분에 도달함으로써, 신진대사와 혈액 순환을 촉진하고, 지방의 분해와 콜라겐의 재구성을 가속화할 수 있습니다.

2002년에 Neira 등은 처음으로 반도체 레이저를 활용한 지방 조직에 대한 용해 작용을 보고하였고, 이로 인해 해외에서는 전용 레이저 지방 용해 기계가 개발되었습니다.

황남사범대학의 Liu Xiaoguang 등은 24명의 비만 여대생을 모집하였습니다. 비만 판정 기준은 체중 지수(BMI)가 $25kg/m$ 이상이고 체지방 백분율이 30% 이상이었습니다. 반도체 레이저를 이용하여 조사 치료를 실시하였으며, 레이저의 파장은 810nm, 광반 직경은 4mm, 조사 전력은 200mW로, 복부의 신궐혈과 좌우 천추혈, 그리고 오른쪽 대퇴부의 승부혈과 복토혈을 조사하였으며, 각 경혈마다 4분 동안 조사하였고, 사용 에너지는 382J/cm^{2}이었으며, 총 조사 시간은 20분이었습니다. 결과적으로 6주 후 레이저와 운동을 병행한 그룹의 체중, BMI, 체지방 백분율 감소 정도가 다른 두 그룹보다 훨씬 더 크게 나타났으며, 이 차이는 매우 유의미하였습니다(P<0.05). 단독 레이저 그룹의 체지방 백분율 감소 정도는 단독 운동 그룹보다 크게 나타났으며, 이 차이 또한 매우 유의미하였습니다(P<0.05)(표 4-3).

표 4-3 저강도 레이저 조사와 유산소 운동이 체중, 체중 지수 및 체지방 비율(x±s)에 미치는 영향

조별	체중/kg			BMI/(kg/m^2)			체지방 백분율/%		
	실험 전	실험 후	전후 차이	실험 전	실험 후	전후 차이	실험 전	실험 후	전후 차이
단순 운동조	69.7±10.87	68.13±9.26	1.61±1.11	27.3±3.17	26.6±1.25	0.64±0.45	37.6±2.89	36.2±1.16	1.40±0.98
단순 레이저조	66.1±13.70	64.65±10.14	1.51±1.16	27.0±3.60	26.4±1.76	0.61±0.45	37.1±3.48	35.2±2.14	1.85±1.05
레이저+ 운동조	73.4±17.63	69.39±13.75	4.01±1.63	28.5±5.51	36.2±2.67	1.54±0.76	37.9±4.42	35.3±2.96	2.51±1.02

주: 실험 전과 비교, P<0.01:
레이저와 운동을 결합한 그룹과 단순 레이저 그룹 비교, P<0.01

반도체 레이저 혈조사 치료에서는 레이저 파장 810nm, 조사 출력 150~200mW로, 매번 각 혈자리를 15~20분 동안 조사하며, 처음 3일 동안

매일 한 번, 그 후에는 격일로 한 번, 10번을 하나의 소주기로, 30번을 하나의 대주기로 치료를 진행하며, 매번 치료 시 약 10개 혈자리를 선정하고, 각 주기 사이에는 3~7일간의 간격을 두었습니다.

주요 혈자리는 중완(中脘), 기해(气海), 활육문(滑肉门), 대횡(大橫), 양구(梁丘), 족삼리(足三里) 등을 선택하고, 비만도에 따라 부수 혈자리를 선택합니다. 경도 비만은 수분(水分), 풍륭(丰隆)혈을, 중도 비만은 외릉(外陵), 대거(大巨), 상거허(上巨虚)혈을, 중증 비만은 양문(梁门), 수분(水分), 공손(公孙), 태충(太冲), 삼음교(三阴交) 등의 혈을 선택합니다. 레이저 침술을 이용한 다이어트 치료 시, 각 환자의 치료 효과는 다릅니다. 어떤 환자는 한 번의 치료로 체중이 확연히 감소하지만, 어떤 사람은 20번 이상 치료를 받아야 체중이 점차 감소하기 시작합니다. 대부분의 환자는 치료 효과에 만족하였습니다.

CHAPTER 5

제5장 • 소아과

레이저 침술은 소아과에서 사용되며, 통증이 없고 손상이 없기 때문에 특히 어린이에게 적합합니다.

1. 소아식욕부진증

소아식욕부진증은 주로 식사 불규칙이나 부적절한 수유로 인해 습식이 축적되고, 위장의 움직임이 감소하는 것이 원인입니다.

He-Ne 또는 반도체 레이저 혈자리 조사 치료는 레이저 파장이 632.8~650nm, 출력이 16mW, 주파수가 50Hz로, 각 혈자리에 20분 동안 조사하며, 주 1회, 총 4회를 1회 치료 과정으로 합니다. 동시에 사봉혈을 자극하는 것과 함께, 주로 사용하는 레이저 혈자리는 중완혈, 하원혈, 족삼리(足三里)입니다.

한 보도자료에 따르면 He-Ne 레이저 혈 치료로 40명의 환자를 치료하였고, 그 중 28명(70%)이 완치되었으며, 9명(22.5%)이 호전되었고, 3명(7.5%)

이 효과가 없었습니다. 총 유효율은 92.5%였습니다. 반면, 대조군(호와우(好娃友) 구강액 (중국에서 아이들 먹는 약 이름)을 복용) 20명 중 13명(65%)이 완치되었고, 4명(20%)이 호전되었고, 3명(15%)이 효과가 없었습니다. 총 유효율은 85%였습니다. 통계학적 처리를 통해, 레이저 그룹이 대조군보다 뚜렷하게 우수하다는 것을 확인하였습니다($P < 0.05$).

2. 소아 요실금

소아 요실금은 원발성과 이차성으로 나눌 수 있습니다. 전자는 명확한 질병이 없으며, 대부분은 대뇌 피질의 제어 불량이나 습관적 변화에 속합니다. 후자는 요천부 척추의 발달 부족, 원추 또는 말단 신경의 병변으로 인해 방광 기능 장애가 발생하여 요실금이 발생합니다. X선 사진에서는 종종 열성 척추 분열을 볼 수 있습니다. 매일 요실금이 발생하는 경우는 중증으로, 이틀이나 몇 일에 한 번씩 요실금이 발생하는 경우는 경증으로 분류합니다.

1. He-Ne 또는 반도체 레이저 혈 조사 치료는 레이저 파장이 632.8~650nm, 출력은 4~15mW로, 매일 1회, 각 혈자리에 5분 동안 조사하며, 총 10회가 1회 치료 과정입니다. 선택하는 혈자리는 회음, 족삼리, 삼음교, 그리고 요실금 혈(경외기혈)입니다.

변학평은 10mW의 He-Ne 레이저 혈자리 조사 치료로 100명의 환자를 치료하였고, 이들 환자들은 24시간 동안 배뇨 횟수가 14~30회에 이르며, 그 중 21명의 아이들이 요실금을 가지고 있었습니다. 레이저는 양쪽 삼음교와 중극혈에 각각 10분 동안 조사하였고, 요실금이 있는 환자에게는 요실금혈에 10분 동안 추가로 조사하였습니다. 매일 1회, 3~14일 동안 치료하였습니다. 대조군은 인도메타신(indomethacin)을 사용하였습니다.

치료 결과: 레이저 그룹 100명 중 91명(91%)이 완치되었고, 9명(9%)이 호

전되었습니다. 대조군 76명 중 45명(59%)이 완치되었고, 20명(26%)이 호전되었고, 11명(15%)은 효과가 없었습니다. 두 그룹의 완치율은 매우 유의미한 차이를 보였습니다($P < 0.01$).

2. CO_2 레이저 산광 조사 치료는 하복부와 요천부를 조사하며, 온열감을 느낄 수 있는 정도를 기준으로, 매번 10분 동안 조사하며, 총 10회가 1회 치료 과정입니다

3. 영유아 설사

영유아 설사는 독성 소화불량(탈수와 산독증이 있음)과 단순성 소화불량으로 나눌 수 있으며, 주요 증상은 설사입니다.

1. He-Ne 또는 반도체 레이저 혈 조사 치료는 레이저 파장 632.8~650nm, 출력 전력 20mW로, 각 혈자리에 5분 동안 조사하며, 하루에 2회, 총 5~10회가 1회 치료 과정입니다. 선택하는 혈자리는 중완, 기해, 천추, 신궐입니다.

손국천은 영유아 설사 82명을 치료하였고, 치료 결과는 다음과 같습니다: 77명(93%)이 크게 호전되었고, 5명(7%)이 호전되었습니다. 총 유효율은 100%였습니다.

2. CO_2 레이저 조사 치료는 CO_2 레이저의 산광을 환자(아이)의 신궐에 조사하며, 온열감을 느낄 수 있는 정도를 기준으로, 레이저 출력은 50~150mW/cm^2, 매번 15분 동안 조사하며, 총 5회가 1회 치료 과정입니다.

4. 유행성 이하선염

유행성 이하선염은 바이러스에 의한 급성 전염병입니다.

He-Ne 또는 반도체 레이저 혈 조사 치료는 레이저 파장 632.8~650nm, 출력은 10~25mW로, 각 혈자리에 5분 동안 조사하며, 하루에 1~2회, 총 10

회가 1회 치료 과정입니다. 주로 선택하는 혈자리는 국부조사 및 협차, 예풍, 외관, 내관, 합곡혈 등입니다.

하남성 인민 병원에서는 50명의 이하선염 환자를 치료하였고, 그 중 37명(74%)이 완치되었고, 13명(26%)이 호전되었습니다. 효과가 없는 경우는 없었습니다.

5. 소아 호흡기 염증 (기관지염, 폐렴)

주로 바이러스, 마이코플라즈마, 세균 등이 원인입니다.

He-Ne 또는 반도체 레이저 혈 조사 치료는 레이저 파장 632.8~650nm, 출력은 6~101mW로, 각 혈자리에 5분 동안 조사하며, 하루에 1회, 각 회당 3~4개의 혈자리를 선택하고, 총 10~15회가 1회 치료 과정입니다. 선택하는 혈자리는 폐수(肺俞), 곡지(曲池), 기침 시 정천(定喘)을 추가하고, 발열 시 대추(大椎)를 추가합니다. 귀 혈자리(이혈)는 폐점(肺点), 교감(交感), 신상선(腎上腺), 신문(神門)을 사용하며, 또한 폐 부분의 라음(啰音, 호흡 시 기관지 병변이나 하기도의 관강 내에 어느 정도 막혀서 청진할 때 들을 수 있는 호흡잡음)이 밀집된 구역에 국부적인 산광 조사를 할 수 있습니다.

106병원에서는 He-Ne 레이저로 83명을 치료하였고, 그 중 81명이 완치되었으며, 완치율은 97.6%에 달했습니다.

우맹앵(사람이름)은 He-Ne 레이저 혈 조사와 가미(加味) 마행석감탕(麻杏石甘汤)으로 소아 폐렴 30명을 치료하고, 천돌(天突), 대추(大椎), 폐수(肺俞) 및 격수(隔俞), 비수(脾俞)혈을 취하여 치료하는 두 그룹으로 나누어 환자에게 치료방법을 교대로 사용하였습니다. 결과적으로 총 유효율은 93.9%에 달했으며, 대조군 (가미 마행석감탕만 사용)의 총 유효율은 83.3%였습니다. 통계학적 처리를 통해 두 그룹 간에는 유의미한 차이가 있었습니다.

6. 소아 포진성(헤르페스) 구순염

주로 소아에게서 발생하며, 주로 단순성 헤르페스 바이러스에 의해 발생합니다.

He-Ne 또는 반도체 레이저 조사 치료는 파장이 632.8~650nm, 출력은 10mW로, 레이저를 직접 부위에 조사하며, 하루에 1회, 각 회당 10분, 총 10회가 1회 치료 과정입니다.

Александров는 87명의 아동을 치료하였는데, 한 번의 조사로 즉시 통증이 없어졌고 이는 6시간 동안 유지되었습니다. 가장 효과적인 조사 시기는 홍반 기간이었고, 즉 궤양과 구내염 발생 이전입니다. 두 번째 조사로 점막 파열을 예방할 수 있었는데, 경증은 3.7일, 중증은 6.3일 만에 완치되었으며, 레이저 조사를 통해 치료 기간을 크게 단축하였습니다.

7. 신생아 경화부종

신생아의 피하 지방에는 불포화 지방산이 매우 적어서 외부의 저온에 쉽게 영향을 받아 응고되며, 이로 인해 국부적인 경직성 종양이 형성됩니다. 피부는 단단해지고, 광택이 나며, 어두운 노란색 또는 청자색을 띕니다.

CO_2 레이저 산광 조사 치료는 CO_2 레이저를 확산시켜 병변 부위를 조사합니다. 출력은 50~300mW/cm^2로, 온열감을 느낄 수 있는 온도가 적당하며, 각 부위를 5~10분 동안 조사하고, 하루에 2회, 5일을 1회 치료 과정으로 합니다.

이러한 치료는 진피와 피하 혈관을 확장시키고, 혈류를 가속화하여 혈액 순환을 개선합니다. 신경 반사를 통해 전체 체온이 상승하고, 산소 부족 상태가 개선되어 각기 기능이 회복되는 데 도움이 됩니다. 이는 합병증을 예방하고 완화하는 데 도움이 되며, 혈관의 투과성을 정상화하고, 배어 나오는 것을 감소시키고, 점차 흡수되므로 경화증도 사라지게 됩니다.

8. 어린이 고환 부속물 꼬임

고환 부속물은 배아 발달 과정에서 퇴화하는 기관으로, 배아성 잔여물입니다. 사람의 92%가 고환 부속물을 가지고 있으며, 97%의 부속물에는 줄기가 있습니다. 꼬임증상은 음낭 응급 진료의 5%를 차지하며, 치료 방법에 대해서는 아직 논란이 있습니다.

He-Ne 레이저는 병변 부위를 조사하여 치료하며, 출력은 50mW입니다. 산광 레이저로 병변이 있는 쪽의 음낭을 조사하며, 매번 20분, 하루에 한 번, 5~7일이 1회 치료 과정입니다. 동시에 항생제를 투여하고, 중국 전통 약인 '금황고'를 병변 부위에 도포합니다.

Jia Shengqin은 He-Ne 레이저로 20명을 치료하였고, 평균 5.8일이 소요되었습니다. 2명은 호전되지 않아 수술 치료를 받았습니다. 기타 보수적인 치료는 2주가 필요했지만, 레이저 치료를 추가하면 치료 시간이 크게 단축되었습니다.

9. 소아 화농성 골수염

화농성 골수염은 골수, 골피질, 골막에 화농성 세균 감염이 발생하여 염증을 일으키는 질환입니다. 이는 흔하게 발생하는 질환으로, 여러 해 동안 낫지 않을 수 있습니다. 임상상 일반적인 치료와 함께 보조 치료도 함께 진행될 수 있습니다.

1. He-Ne또는 반도체 레이저로 병변 부위를 조사하여 치료합니다. 레이저 파장은 632.8~650nm이며, 출력은 5mW/cm^2 이상이 적당합니다. 하루에 한 번, 한 번에 10분씩 조사하며, 15번이 1회 치료과정입니다. 만약 부비동

(窦道, 부비동은 깊은 부위에 있는 조직이 괴사하여 피부나 점막이 열리는 맹성관을 말함)이 있다면, 소독된 광섬유를 사용하여 부비동에 레이저를 조사할 수 있습니다. 이는 부비동의 치유를 촉진할 수 있습니다.

2.CO_2 레이저 조사 치료는 CO_2 레이저를 사용하여 병변 부위를 넓게 조사합니다.

CHAPTER 6

제6장 • 외과

1. 급성 염증

급성 염증은 생안손(조갑주위염), 항문염, 급성 유방염, 만성 전립선염, 부고환염, 고환염 등을 포함하며, 모두 세균 또는 바이러스 감염으로 인해 발생합니다.

He-Ne 또는 반도체 레이저 침구 요법은 각기 다른 질병 종류에 따라 다른 부위에 혈자리를 취하거나, 국부조사를 진행하는데, 생안손(조갑주위염), 항문염 등의 경우 대다수의 환자에게 국부조사를 진행합니다. 급성 유방염을 치료할 때는 국부조사 외에도 단중(膻中), 유근(乳根), 양구(梁丘), 합곡(合谷), 족삼리(足三里), 견정(肩井), 소택(少泽) 등의 혈을 추가로 취할 수 있습니다. 감염성 정맥염을 치료할 때는 He-Ne 레이저를 사용하여 정맥이 흐르는 경로를 따라 조사합니다. 늑연골염을 치료할 때는 국부조사 후 중부(中府)혈을 조사합니다. 부고환염과 고환염을 치료할 때는 레이저로 국부조사하며, 네 개의 광반으로 나누어 조사합니다. 일반적으로 사용되는 레이저 파장은 632.8~650nm, 출력은 8~20mW이며, 각 혈자리를 5분간 조사합니다.

광주 중산병원에서는 125명의 생안손 환자를 치료한 결과, 88명이 완치, 8명이 크게 호전되었고, 21명이 호전되었으며, 8명에게는 효과가 없었습니다. 총 유효율은 93.6%에 달했습니다.

학수진(Hao Xiu Zhen)의 보도에 따르면, 8mW He-Ne 레이저로 500명의 항문염 환자를 치료하였으며, 매일 1회 20분씩 7회 치료하여 모두 완치되었습니다.

요맹광(Yao Meng Guang)이 보고한 바에 따르면, He-Ne 레이저로 23명의 부고환염 및 고환염 환자를 치료한 결과, 21명이 완치되었고, 1명은 국부 낭종을 절개하여 배출하였으며, 1명은 급성 고환염이 6차례 치료 후 증상이 사라졌습니다. 전체 유효율은 100%에 달하였습니다.

난개병원(Nankai Hospital)에 따르면, He-Ne 레이저로 급성 복통 환자 423명을 치료하였으며, 접착성 장폐색증, 복부 염증성 포괴, 급성 맹장염, 국부적 복막염과 담낭염, 외상입안염/외상구내염을 다른 치료법으로 치료하지 못한 환자들이 포함되었습니다. 레이저 조사 후 증상이 모두 사라졌고, 새살이 돋아났으며 상피재생이 촉진되었습니다. 치유율은 81.8%에 달하였습니다.

성강(Cheng Qiang) 등의 보고에 따르면, 전립선염 치료를 위해 레이저 내부 조사와 쌍황련(중의약) 주사를 병행한 110명의 환자와 선봉 V호 분말주사(주사용 세파졸린 나트륨)를 전립선에 주입한 대조군 100명의 결과를 비교하였습니다. 레이저 치료 그룹의 총 유효율은 90%였으며, 대조군의 총 유효율은 83%였습니다. 두 그룹간 치료 효과는 통계학적으로 유의미한 차이를 보였습니다(P〈0.01).

2. 견관절 주위염

견관절 주위염은 또한 점착성 관절낭염, 오십견, 동결견, 이두근 건염 등으로 불리며, 일반적으로 중년이나 노년에 주로 발병합니다. 조직 변성, 만성 손상 또는 감기와 관련이 있으며 주요 증상으로는 통증과 운동 제한(어떤 장기의 병변으로 인해 제대로 운동을 할 수 없는 상태)입니다.

1. He-Ne 또는 반도체 레이저를 이용한 경혈조사 치료는 주로 통증 지점(아시혈)을 중심으로 하며, 각 광반조사는 5분간 진행하고 한 번에 2~3개의 영역을 10~15분 동안 조사하며, 하루에 한 번, 총 15회가 1회 치료과정입니다. 레이저 파장은 632.8~650nm이며, 출력은 25mW입니다.

안후이 의과대학 제1부속병원의 소성(사람이름) 보고에 따르면, 출력이 25mW인 He-Ne 레이저를 사용하여, 광반 직경이 3cm이고, 에너지 밀도가 $1.062J/cm^2$인 조직 표면을 조사했습니다. 한 번에 2~3개를 광반조사하며, 각 광반조사는 5분 동안 진행합니다. 하루에 한 번, 총 15회가 1회 치료과정입니다. 통증이 심한 지점은 아시혈을 추가로 조사하였으며, 총 297명의 환자를 치료하였습니다.

치료 결과: 297명 중 247명이 완치(완치율 83.16%), 42명이 크게 호전(호전율 14.14%), 8명이 효과가 없었습니다(무효율 2.7%). 총 유효율은 97.3%였습니다.

환자는 레이저 조사와 동시에 기능강화 훈련을 진행하며, 이는 환자가 어깨 관절을 움직이는 데 도움이 됩니다.

또한 보고서에 따르면, He-Ne 레이저를 이용한 혈 조사에서는 출력이 5~10mW이며, 견정혈, 견내릉혈, 천종혈, 견수혈, 견노혈 등을 취하고, 조구혈과 함께 사용합니다. 하루에 한 번, 각 혈을 5분 동안 조사합니다.

베이징 동인 병원에서는 총 126명의 견관절 주위염 환자를 치료하였으며,

그 중 단기간에 21명이 완치, 36명이 크게 호전, 53명이 효과가 있었으며, 16명에게는 효과가 없었습니다.

2. CO_2 레이저를 이용한 국부 치료에서는 견관절 주위염의 압통점을 조사하며, 출력 밀도는 300~500mW/cm²이고, 레이저 치료는 견관절 주위염에 대해 뚜렷한 진통 효과를 보입니다.

3. 반도체 레이저를 이용한 레이저 조사 치료에서 반도체 레이저의 파장은 810nm이며, 출력은 250~350mW입니다. 각 혈을 3~5분 동안 조사하며, 하루에 한 번, 총 10회를 1회 치료과정으로 합니다. 주로 사용하는 혈은 견정혈, 천종혈, 견우혈, 비노혈 등이며, 조구혈과 함께 사용합니다. 한 번에 2~7개의 혈을 선택하여 조사합니다.

주정(사람이름) 등이 20명의 견관절 주위염 환자를 치료하였으며, 그 중 10명이 완치(점유율 50%), 9명이 크게 호전(점유율 45%), 1명이 효과를 보았습니다(점유율 5%). 총 유효율은 100%였습니다.

장월(사람이름)은 830nm 반도체 레이저를 이용하여 30명의 견관절 주위염 환자를 치료하고, 이를 적외선 치료와 비교하였습니다. 총 30회 치료 후, 레이저 그룹에서는 16명이 완치, 10명이 크게 호전, 4명이 효과를 보았습니다. 반면 적외선 그룹에서는 4명이 완치, 4명이 크게 호전, 16명이 효과를 보았으며, 6명에게는 효과가 없었습니다. 두 그룹 간에는 매우 뚜렷한 차이가 있었습니다($P<0.01$). 2년간의 추적 조사 결과, 레이저 치료를 받은 환자 중에서는 재발한 사례가 없었으나, 대조 그룹에서는 1명이 재발하였습니다.

샤오레이(사람이름) 등의 보고에 따르면, 830nm의 반도체 레이저를 이용하여 견우, 거골, 곡지 이렇게 3곳 혈을 조사하여 25명의 이두 장두근 건초염 환자를 치료하였습니다. 15명이 완치(점유율 60%), 총 효과율은 88%였습니다.

3. 목 디스크

목 디스크는 목 디스크의 퇴행성 변화와 그로 인한 이차적인 척추 관절의 퇴행성 변화로 인해 척수, 신경, 혈관이 손상되어 나타나는 증상과 체증을 가리킵니다. 주요 원인은 목 디스크의 퇴행성 변화, 손상, 목 척추의 선천적인 척추관 협착입니다.

1. He-Ne 또는 반도체 레이저를 이용한 혈 조사 치료에서는 레이저 파장이 632.8~650nm이며, 출력은 5~20mW입니다. 각 혈을 5분 동안 조사하며, 하루에 한 번, 총 10회가 1회 치료과정입니다. 주로 목과 어깨 부분의 화타 협척혈을 선택하며, 합곡혈, 외관혈 등의 혈을 선택하거나 경추골 증식부위에 추가로 조사할 수 있습니다.

광저우 제2인민병원에서는 162명을 치료하였으며, 치료 결과 우수자가 20명(12.35%), 양호한 자가 60명(37.03%), 호전된 자가 54명(33.33%)이며, 28명에게는 효과가 없었습니다(17.29%). 90명의 환자를 6개월에서 5년까지 추적 조사하였으며, 치료 후 질환의 경과가 계속 호전되어 치유 결과 우수자가 12.35%에서 36.67%로 상승하였습니다.

루초 등의 보고에 따르면, 레이저 침술과 중약을 결합하여 목 디스크를 치료하였습니다. He-Ne 레이저의 파장은 630nm이며, 출력은 2.4mW입니다. 경협척혈, 풍지혈, 솔곡혈, 견정혈, 중저혈, 후계혈 등의 혈을 조사하였으며, 그 후 경협척 부위에 중약인 두충, 단삼, 당귀를 40%에탄올에 담가 만든 약물을 국부주입하였습니다.

치료 그룹의 총 유효율은 97.37%였으며, 대조군 (단순 중약 사용 그룹)의 총 유효율은 80.49%였습니다. 통계학적 분석 결과, 두 그룹 간에는 유의미한 차이가 있었습니다.

산동성 연대시 지부 병원에서는 공심침(空心针)을 사용하고 레이저를 경협척혈에 도입하여 심부(깊은 부위)를 조사하는 치료를 실시하였으며, 총 150명의 환자를 치료하였습니다. 임상적으로 완치한 비율은 63.3%, 총 효과율은 100%였으며, 평균 완치 횟수는 6.58회였습니다.

2. CO_2 레이저를 이용한 국부 조사 치료는 출력이 15~20W입니다. 통증 부위나 혈을 조사하며, 치료 부위에서 온열감이 들 때까지 진행합니다. 하루에 한 번, 한 번에 10분 동안 조사하며, 총 10회가 1회 치료과정입니다.

3. 반도체 레이저를 이용한 조사 치료에서는 810nm의 적외선 레이저를 이용하여 목과 등, 팔의 통증 부위, 근육 부착점 및 관련 경혈, 예를 들어 대추혈, 풍지혈, 풍부혈, 견정혈 등을 조사합니다. 한 번에 1~8개의 점을 조사하며, 평균적으로 4곳을 조사합니다. 출력은 120~500mW이며, 각 지점을 3분 동안 조사합니다. 하루에 한 번, 총 3~5회가 1회 치료과정입니다.

협화병원 등 3개 병원에서는 46명의 목 디스크 환자를 치료하였으며, 그중 18명이 크게 호전(39.1%), 27명이 효과를 보았습니다(58.7%), 1명에게는 효과가 없었습니다(2%).

4. 허리 디스크

디스크의 수핵은 장기간의 만성 섬유환과 수핵의 변성 또는 급격한 기계적 압박으로 인해 허리통증, 다리통증이 발생하며, 주로 L4, L5 디스크에서 발생합니다. 이 부위에서는 압통이 뚜렷하게 나타납니다.

반도체 레이저를 이용한 조사 치료는 810nm의 반도체 레이저를 사용하며, CT와 MRI, 그리고 임상 증상을 통해 해당 디스크 부위를 찾은 후, 왼쪽 또는 오른쪽 신경근 부분을 조사합니다. 환조혈(环跳穴)을 함께 조사하면 효과가 더 좋습니다. 레이저 출력은 350~450mW이며, 환자가 약간의 찌르는 통증이나 뜨거운 느낌이 들 때가 가장 좋습니다. 각 혈을 8분 동안 조사하며,

한 번에 2~3개의 부위를 선택합니다.

상해 롱화 병원에서는 79명의 허리 디스크 환자를 치료하였으며, 그 중 45명이 완치, 18명이 크게 호전, 13명이 효과를 보았으며, 3명에게는 효과가 없었습니다. 총 유효율은 96.20%였습니다.

상해 제6인민병원에서는 레이저 치료를 받은 33명과 견인 치료(견인은 외력에 의해 관절과 골절을 리셋하거나 치료하는 것)를 받은 42명을 비교하였습니다. 결과적으로, 레이저군의 총 유효율은 93.43%였으며, 견인군은 69.05%였습니다. 두 그룹 간에는 유의미한 차이가 있었습니다($P<0.05$).

5. 류마티스 관절염

현재 류마티스 관절염은 자가면역 질환으로 인식되며, 심각한 변형을 일으킬 수 있는 만성 전신성 결합조직 질환입니다. 주로 손과 발의 작은 관절에서 발생하며, 이동성을 보입니다. X-선 검사와 류마티스 요인 검사를 통해 기본적으로 진단할 수 있습니다.

1. He-Ne 또는 반도체 레이저를 이용한 경혈 조사 치료에서는 레이저 파장이 632.8~650nm입니다. 작은 관절 질환의 경우 5mW를, 큰 관절의 경우 30~40mW를 사용하여 국부를 조사합니다. 하루에 한 번, 각 부위를 10~15분 동안 조사하며, 총 10회가 한 치료 주기입니다. 국부 조사 외에도 합곡혈(合谷穴), 곡지혈(曲池穴), 신유혈(肾俞穴), 환조혈(环跳穴), 독비혈(犊鼻穴), 승산혈(承山穴) 등의 혈을 선택합니다.

창춘 중의병원의 샤오춘 등은 He-Ne 레이저로 65명의 류마티스 관절염 환자를 치료사례를 보도하였습니다. 상지에서는 외관혈(外关穴), 합곡혈(合谷穴), 양지혈(阳池穴), 양계혈(阳溪穴)을 선택하였고, 하지에서는 족삼리혈(足三里穴), 삼음교혈(三阴交穴), 해계혈(解溪穴), 태충혈(太冲穴), 태계혈(太溪穴)을 선택하였습니다. 한 번의 치료는 30분이며, 하루에 한 번, 총 20회가 1회 치료과정이며, 총 2~8회의 치료과정으로 진행하였습니다.

치료 결과, 65명 중 17명이 완치(26.2%), 24명이 크게 호전(36.9%), 19명이 유요한 효과가 있었습니다(29.2%), 하지만 5명에게는 효과가 없었습니다(7.7% 차지). 총 유효율은 92.3%였습니다.

치료 후에는 혈청 내의 IgG, IgM, IgA 모두 정상 값에 도달하였으며, 혈청도 모두 정상으로 내려갔습니다.

위에서 선택한 혈은 경로를 활성화시키고 통증을 완화하며, 비장을 튼튼하게 하고 습기를 제거하여 한습(寒湿)의 사(邪)를 제거합니다.

2. 반도체 레이저 조사 치료: 국내외에서는 주로 810~830nm의 적외선 반도체 레이저를 사용하여 치료하며, 출력은 300~400mW입니다. 이는 병변 부위 조사, 반사 영역 조사, 그리고 경혈 조사에 사용될 수 있습니다. 경혈 조사는 발병 부위에 따라 다른 혈을 선택할 수 있습니다.

일본의 하쿠토 유지는 830nm의 반도체 레이저로 196명의 류마티스 관절염 환자를 치료하였으며, 그 중 13.8%가 크게 호전, 52%가 효과를 보았고, 29.1%는 약간의 효과를 보았으며, 5.1%는 변화가 없었습니다.

아사다 카네루는 33명(54개의 관절)을 치료하였으며, 치료 후 57.4%가 크게 호전, 40.6%가 효과를 보았습니다. 유효율은 98%로, 무효한 경우는 단지 2%였습니다. 반면, 진통제를 사용한 경우 통증 완화 효과는 60%~80%에 불과했습니다.

이 치료 방법은 먼저 압통점을 정확하게 찾아내고, 한 점을 15초 동안 조사합니다. 한 관절에 2~5개의 점을 조사할 수 있습니다.

러시아에서 보고된 바에 따르면, 펄스 적외선 레이저를 사용하여 류마티스 관절염을 치료하였습니다. 레이저 국부 조사 외에도, 류마티스 관절염의 발병 메커니즘과 체내 면역 상태와 관련이 있음을 고려하여, 다른 방법으로 레이저 조사를 진행하였습니다.

Chnopob는 고막 조사 방법을 사용하였습니다. 고막의 두께는 단 1mm이며, 표면은 혈관망으로 뒤덮여 있습니다. 혈류는 매우 풍부하며(뇌간, 내장 및 혈액과 동일한 온도를 유지할 수 있는 것으로 증명됨), 사용된 반도체 레이저의 파장은 $0.89\mu m$, 펄스 주파수는 3000Hz이었습니다. 각 치료마다 총 에너지량은 $7.6J/cm^2$였습니다. 30명을 무작위로 나누어 레이저 치료를 진행하였고, 다른 40명은 대조군으로 설정하였습니다 (발광 다이오드에서 나오는 비응집 적외선을 사용하였으며, 그 파장은 $0.89\mu m$, 펄스 주파수는 ≤10Hz였습니다). 총 30개 이상의 검사를 진행하였고, 종합적인 지표인 중증도 지수(HT)와 전체적인 염증 활동도(HT가 20% 이상 감소하거나 그 이상의 감소하면 호전, 10% 이상 증가하면 악화로 판단)를 도출하였습니다.

치료 결과: 레이저 조사군 30명 중, 전체 HT는 22%(P<0.05) 감소하였고, 전체적인 염증 활동도는 7% 감소하였습니다. 반면, 발광 다이오드 그룹 40명 중, 전체 HT는 6%(P<0.05) 감소하였으나, 전체적인 염증 활동도는 변화가 없었습니다.

종합적인 임상 효과 평가: 레이저군 30명 중, 48.3%가 크게 호전, 44.8%가 효과를 보았고, 효과가 없는 경우는 없었으며, 6.9%가 악화하였습니다. 발광 다이오드 그룹 40명 중, 12.5%가 크게 호전, 55.0%가 효과를 보았고, 25%가 효과가 없었으며, 7.5%가 악화되었습니다. 두 그룹의 임상 효과를 비교하면, 레이저군이 3.9배 높았습니다(X2=5.9, P<0.02).

치료 메커니즘에 대해, 저자는 중이의 일부인 고막이 인체 말초의 온도 보존 구역의 일부이며, 풍부한 신경을 가지고 있고, 고등 적응 중추 및 면역 시스템의 말초 기관과 밀접한 관련이 있다고 생각합니다. 치료 전후 고막의 온도와 뇌전도는 변화가 없었습니다.

6. 골성 관절염

골성 관절염은 주로 노인에게 발병하며, 증식성 관절염, 노인성 관절염, 비대성 관절염, 연골 연화성 관절염 등으로도 불립니다. 그 특징은 연골 변성과 이차적인 골질 증식으로, 원발성(인체 관절이 오랜 시간 동안 스트레스 불균형으로 인해 퇴행성 변화를 겪음)과 이차성(외상, 기형, 그리고 다른 질병이 관절 연골 손상을 일으켜 후에 골성 관절염을 유발함)으로 나눌 수 있습니다.

관절 변성의 변화는 나이 외에도 다른 유발 요인이 있습니다. 예를 들어 비만, 내분비 이상, 유전 요인, 비정상적인 자세, 외상 등이 있습니다.

이 병은 주로 사지의 부하가 큰 관절과 척추 관절에 발병하며, 주요 증상은 관절 통증으로, 특히 추위와 운동, 부하가 가해질 때 악화됩니다. 또 다른 증상으로는 관절 활동 장애가 있는데, 병변의 정도가 가벼울 수도 있고 심각할 수도 있습니다. 병증 후기에는 경직감과 관절 부종이 나타날 수 있으며, X선 결과에서는 척추 골막의 가장자리 골극, 관절 간격의 좁아짐, 관절면의 경화, 관절내 유리체(이단성 골연골염), 관절 끝의 골질 내 골낭변화가 나타날 수 있습니다.

1. He-Ne 또는 반도체 레이저 경혈 조사 치료: 레이저 파장은 632.8~650nm이며, 출력 밀도는 15mW/cm2 이상입니다. 경추 변변은 대추혈(大椎穴), 풍지혈(風池穴), 아시혈(阿是穴, 통증 부위)을 선택할 수 있습니다. 요추 병변은 환도혈(環跳穴), 신수혈(腎俞穴), 위중혈(委中穴), 승산혈(承山穴), 곤륜혈(昆侖穴), 상료혈(上髎穴), 통증 부위를 선택할 수 있습니다. 무릎 관절 변성은 병변이 있는 측의 외슬안혈(外膝眼穴), 양릉천혈(陽陵泉穴), 족삼리혈(足三里

穴), 현종혈(懸鍾穴), 곤륜혈(崑崙穴), 독비혈(犢鼻穴), 양구혈(良丘穴) 등의 혈을 선택할 수 있습니다. 매번 2~4개의 혈을 선택하고, 각 혈을 5분 동안 조사하며, 하루에 한 번, 총 10회를 1회 치료과정으로 합니다.

2. 반도체 레이저 조사 치료: 레이저 파장은 860nm이며, 출력은 0~500mW로 연속 조정 가능합니다. 매번 15분 동안 조사하며, 하루에 한 번, 총 10회를 1회 치료과정으로 합니다.

담천(사람이름)은 반도체 레이저를 이용해 슬안혈을 조사하여 무릎 골성 관절염 39례를 치료하였다고 보고하였습니다. 출력은 450mW, 광반 직경은 5mm로, 하루에 한 번, 매번 15분 동안 조사하며, 총 10회를 1회 치료과정으로 하였습니다. 총 39례의 무릎 골성 관절염 환자를 치료하였으며, 레이저 조사 부위는 양쪽 슬안(双膝眼)이었습니다. 또한 39례를 초단파 치료를 대조군으로 설정하였습니다. 치료 결과, 레이저 치료군에서는 치료 후 대부분의 평가 지표와 JOC 총점이 대조군과 비교하여 유의미하게 높았습니다($P<0.05$). 그들의 걷기 능력, 계단 오르내리기 능력, 관절의 활동도, 관절의 부종 등의 $X2$ 지표와 JOC 총점 모두 유의미한 치료 효과를 보였습니다.

외슬안은 족양명위경의 순환 경로에 위치해 있습니다. 양명경은 본디 기혈이 많은 경로로, "통하지 않으면 통증이 생긴다"라는 원칙이 있습니다. 기혈이 충분하고, 경맥의 운행이 원활하면 통증이 사라집니다. 레이저를 이용해 경혈을 조사하면, 맥락(동맥, 정맥 등 혈관의 통칭)을 조정하고, 기혈을 통제하여, 진통 효과를 발휘할 수 있습니다.

7. 골절

뼈의 완전성과 경계성의 중단을 골절이라고 칭합니다. 골절 시, 주변 조직인 피부, 근육, 혈관 또는 신경이 각기 다른 손상을 입습니다. 주요 원인은 직접적이거나 간접적인 폭력에 의해 발생하며, 이를 외상성 골절이라고 합니다. 뼈 자체에 질병이 있을 경우, 예를 들어 골수염, 골종양이 골절을 일으키면 이를 병리성 골절이라고 합니다.

He-Ne 또는 반도체 레이저 조사 치료: 레이저 파장은 632.8~650nm이며, 출력은 15~25mW입니다. 골절 상처 부위를 10~20분 동안 조사하며, 하루에 한 번, 총 10회를 1회 치료과정으로 합니다. 이는 골절 부위의 가골 형성을 촉진하고 상처를 치료하는 데 효과적입니다.

왕근록은 160mW의 He-Ne 레이저를 사용하고 광반을 3~4cm로 확장하여 15~20분 동안 조사하였으며, 하루에 한 번, 총 8회를 1회 치료과정으로 하였습니다. 이 방법으로 32례의 개방성 또는 폐쇄성 골절 및 연조직 손상 환자를 치료하였는데, 그 결과 20례가 완전히 치유되었고, 9례가 기본적인 치유가 되었습니다. 평균 조사 횟수는 단 7.8회였습니다.

Кузиицева와 КошеЛев 등은 각각 15mW의 He-Ne 레이저를 사용하고 5~20mm 크기의 광반을 확장하여 골절 상처 부위를 조사하였고, 이로 인해 골절과 상처가 빠르게 치유되었다고 보고하였습니다.

8. 연조직 손상

연조직 손상은 정형외과에서 가장 흔히 볼 수 있는 질환으로, 주로 접질림, 타박상 및 파열상으로 나눌 수 있으며, 손상 부위는 부종과 각기 다른 기능 장애를 동반합니다.

1. He-Ne 또는 반도체 레이저 조사 치료: 레이저 파장은 632.8~650nm이며, 출력은 25mW, 전력 밀도는 7.96mW/cm²입니다. 병변 부위를 조사하며, 2~3개의 조사 지점을 나눌 수 있습니다. 각 지점마다 5분 조사하며, 하루에 한 번, 총 10회를 1회 치료과정으로 합니다. 만약 명확한 압통점이 있다면

아시혈을 추가로 조사해야 합니다.

소승(사람이름)이 보고한 바에 따르면, He-Ne 레이저를 사용하여 258명의 외상성 요통 환자를 치료하였고, 또한 210명은 약물(혈액순환 촉진, 소염, 진통 등) 치료를 받았습니다. 치료 결과, 레이저 그룹군에서는 164명이 완치되었고, 77명이 크게 효과를 보았으며, 17명은 효과가 없었습니다. 총 유효율은 95.3%였습니다. 반면, 대조 그룹군에서는 32명이 완치되었고, 68명이 크게 효과를 보았으며, 110명은 효과가 없었습니다. 총 유효율은 47.6%였습니다. 통계학적 처리를 통해 두 그룹군 간에 유의미한 차이가 있음을 확인하였습니다($P<0.01$). 77명의 레이저 치료 환자를 추적 조사한 결과, 1명도 재발하지 않았습니다. 반면, 약물 그룹에서는 48명을 추적 조사하였으나, 23명이 재발하였습니다(47.9%).

2. 반도체 레이저 조사 치료: 통증 부위를 중심으로, 다른 부위의 연조직 손상은 경락에 따라 혈을 선택하거나 인접한 혈을 취하고, 상응하는 혈자리를 선정합니다. 예를 들어 급성 요통의 경우, 아시혈 외에도 위중, 은문, 신수, 대장수, 요통혈 등을 자주 사용합니다. 레이저 장치는 대부분 반도체 레이저를 사용하며, 파장은 810nm이며, 출력은 300~400mW입니다. 매번 3~5개의 혈을 선택하고, 매번 10~20분 동안 조사하며, 하루에 한 번, 총 8~10회를 1회 치료과정으로 합니다.

상해 체육 운동 기술 학원에서는 총 20명의 환자를 치료하였고, 24개의 통증 부위를 치료하였습니다. 결과적으로 9개 부위가 완치되었고, 9개 부위에서 크게 효과를 보았으며, 6개 부위에서 유효한 효과를 보았습니다. 이 중 9명은 물리 치료와 마사지 효과가 불량하여 레이저 치료로 변경하였습니다.

9. 근육통

흔히 발생하는 허리 부분 손상, 근막염 등이 있습니다. 허리 부분 손상은 요통의 가장 흔한 원인이며, 기능성 요통이라고도 합니다. 근막염은 근육 류마티스라고도 하며, 허리 뒷부분, 천골골반관절, 장골 돌출부와 목, 어깨 부위에 주로 발생합니다.

반도체 레이저 조사 치료는 일반적으로 810~860nm의 적외선 반도체 레이저를 사용하며, 출력은 300~400mW입니다. 치료 시간은 치료 방법에 따라 달라집니다.

북경대학교 의과대학에서는 만성 연조직 염증 31명를 치료하였으며, 그 유효율은 93.5%에 달했습니다.

일본의 Hyakko는 근육통 2328명를 치료하였으며, 그 중 34.8%가 크게 효과를 보았고, 48.9%가 효과를 보았으며, 13.3%가 약간의 효과를 보았고, 0.1%는 변화가 없었습니다. 총 유효율은 83.7%였습니다. 그 중 요통 1673 례에서는 35.0%가 크게 효과를 보았고, 49.5%가 기본적인 효과를 보았으며, 12.9%가 약간의 효과를 보았고, 2.5%는 변화가 없었고, 0.1%는 효과가 없었습니다. 총 유효율은 84.5%였습니다.

그의 치료 방법은 2가지 압통점으로 나눌 수 있습니다. 하나는 압통점과 압통점 주변이며, 다른 하나는 중심점입니다. 예를 들어 손목이 아프면 팔꿈치를 선택합니다. 이는 혈액 순환, 림프 회로, 신경 전달의 필수 경로이며, 대부분의 경락혈과 일치합니다. 조사 시간과 자극점 수는 통증 부위의 크기에 따라 결정하며, 한 점을 5~30초 동안 조사하고, 한 통증 영역은 최소한 30개의 점을 연속적으로 조사해야 합니다. 깊은 부분의 통증이 있는 경우, 레이저를 깊게 압박하여 레이저가 더 깊게 침투하도록 해야 하는데, 특히 허리나 어깨와 같이 근육이 두툼한 부위에서는 깊은 침투를 요합니다.

조사 후에는 소수의 환자만이 약간의 피로감과 경도의 피하 혈종을 경험하였지만, 이는 곧 회복되었습니다.

10. 전립선 비대증

전립선 비대증은 노년 남성의 흔한 질환 중 하나로, 보고에 따르면 40세 이상 남성의 발병률은 23%, 50세 이상은 50%, 90세에 이르면 발병률은 88%에 이릅니다.

전립선 비대증을 앓고 있는 사람들은 대부분 배뇨 곤란, 소변 흐름이 약해지거나 소변이 완전히 배출되지 않는 느낌의 증상을 보입니다. 전립선을 직접 검사하면 전립선이 커지고, 질감은 정상이나 약간 단단하며, 표면은 매끄럽고, 압박 통증이 없고 전립선 액 검사를 시행하면 대부분 정상입니다. 직장 B형 초음파 검사에서는 전립선의 미만성 증대를 확인할 수 있었고, 부피가 20cm² 이상이면 진단할 수 있습니다.

이 질병은 중의학에서 "방광 결석증" "징가"에 속합니다. 중의학은 신양허쇠(신양이 몹시 허해진 것)가 이 질병의 기초이며, 축혈어결(혈액이 축적되어 뭉친상태)이 이 질병을 결정하고, 방광 기능 부전을 배뇨 곤란의 직접적인 원인으로 봅니다. 따라서 신양을 따뜻하게 보하는 것을 기본으로, 혈전을 없애고, 이뇨를 도와 전립선 비대증을 치료하는 것이 주 치료법입니다.

광동성 중의원의 홍문은 650nm의 반도체 레이저를 이용하여 회음, 관원, 중극, 신수를 주요 경혈로 조사하였습니다. 매일 한 번, 각 경혈을 10분 동안 조사하였으며, 5일을 1회 치료과정으로 하였습니다. 2일 휴식 후, 연속 3개월 동안 조사하였으며, 총 30명을 치료하였습니다.

치료 결과: 레이저 경혈 조사는 15명(50%)이 크게 효과를 보였고, 13명(43.33%)은 효과를 보였으며, 2명(6.67%)은 효과가 없었습니다. 총 유효율은

93.33%였습니다. 반면, 침 치료 그룹은 90%의 유효율을 보였습니다. Ridit 분석을 통해, μ=0.170, 두 그룹 간에는 통계적으로 유의미한 차이가 없었습니다(P>0.05). 그러나 레이저 경혈 조사는 통증이 없고, 조작이 편리하여 환자가 더 쉽게 받아들일 수 있습니다.

11. 급성 및 만성 관절 손상

손가락, 무릎, 발목 관절의 손상이 흔하며, 근육, 근막, 인대의 찢어짐, 혈종이 발생할 수 있습니다. 또한, 장기간에 걸쳐 미세한 손상이 반복적으로 축적되어 만성 손상을 형성하는 경우, 이를 만성 피로 손상(慢性劳损)이라고 합니다. 이는 동력성 손상(예: 테니스 엘보우 부상)과 정력성 손상(예: 장기간 잘못된 자세)으로 나눌 수 있습니다. 증상은 허리와 관절이 약간의 활동만으로도 쓰림과 통증을 느끼지만, X-선 검사에서는 이상 소견이 없습니다.

정위 등은 810nm의 반도체 레이저를 이용하여 120명의 급성 및 만성 관절 손상 환자를 치료하였습니다. 그들의 레이저 출력은 400~500mW이며, 조사 지점은 통증 지점(아시혈)입니다. 결과적으로 레이저 그룹의 유효율은 85%, 완치율은 44.2%였습니다. 반면, 대조 그룹군(활혈 진통캡슐 복용, 심양홍연고 외용) 120명 중 유효율은 71.7%, 완치율은 20.8%였습니다. 통계학적 처리를 거쳐 두 그룹 간에는 유의미한 차이가 있었습니다.

12. 화상

뜨거운 액체, 전류, 화학 부식제(강알칼리, 강산) 및 방사성 물질에 의한 조직 손상을 모두 화상이라고 합니다.

화상은 발병률이 높으며, 평균적으로 매년 발병률은 전체 인구의 5‰~10‰를 차지하며, 그 중 14세 이하 어린이는 모든 화상 환자의 35.9%~50% 이상을 차지하고, 대부분이 뜨거운 액체에 의한 화상입니다.

화상은 일반적으로 다음과 같이 분류됩니다.

(1) 경도 화상: 전체 면적이 10% 이하인 2도 화상.

(2) 중도 화상: 전체 면적이 11%~30%이거나 3도 화상 면적이 10% 이하인 경우.

(3) 중증 화상: 전체 면적이 31%~50%이거나 3도 화상 면적이 11%~20%인 경우.

(4) 특별 중증 화상: 전체 면적이 50% 이상이거나 3도 화상 면적이 20% 이상인 경우.

화상의 임상 증상은 매우 복잡하며, 질병의 진행 상황이 빠르게 변하므로 치료 작업에 많은 어려움을 초래합니다. 예를 들어, 화상 후 48시간 이내에 쇼크 기간이 나타날 수 있으며, 화상 후 3~6주에는 감염이 발생할 수 있습니다. 통계에 따르면, 화상과 관련된 입원 환자의 상처 표면 감염률은 96% 이상에 이르며, 감염은 화상 환자 사망의 주요 원인입니다. 따라서 감염의 예방과 통제는 매우 중요하며, 레이저 국부 조사는 이에 일부 도움이 될 수 있습니다.

난징 의과 대학 부속 병원의 시추순(施秋順) 등은 다음과 같이 보고했습니다. 레이저 출력은 80mW, 광반 직경은 5~16cm으로, 화상 부위를 조사하며, 하루에 한 번, 매번 5~20분, 에너지 밀도는 $0.5J/cm^2$, 얕은 2도 화상은 $0.5~0.84J/cm^2$, 깊은 2도 화상은 $0.84~1.9J/cm^2$로 조사 후 통증이 즉시 정도 차이를 보이며 감소하였습니다.

13. 담석증

담석증은 담관 체계에서 가장 흔한 질환으로, 담석증의 형성 메커니즘은 아직 완전히 명확하지 않습니다. 이는 신경 기능 장애와 담즙 체류, 대사 장애 및 담관 감염과 관련이 있을 수 있습니다. 담낭 결석은 대부분 증상이 없거나 소화 불량 증상이 있습니다.

He-Ne 또는 반도체 레이저 혈 조사 치료법은 담낭염과 동일합니다.

담석의 부피가 0.8cm3 이상인 경우 치료 효과가 떨어집니다. 또한, 담낭의 수축 기능이 불량한 경우에도 치료 효과가 떨어집니다.

CHAPTER 7

제7장 · 피부과

1. 바이러스성 피부질환

바이러스성 피부질환에는 약한 레이저를 이용한 치료가 가능한 단순 포진(헤르페스 바이러스 감염), 대상포진(수두대상포진바이러스 감염) 등이 있으며, 약한 레이저 조사는 보조치료 효과를 줄 수 있습니다.

1. He-Ne 또는 반도체 레이저를 이용한 혈 조사 치료: 레이저 파장 632.8~650nm, 출력은 15~25mW으로, 각 부위 조사는 10~15분, 하루에 한 번, 10회를 1회 치료 과정으로 합니다. 곡지(曲池), 혈해(血海), 삼음교(三陰交) 등의 혈자리를 취하며, 각 혈자리를 5분 동안 조사합니다. 또한, 척수신경절 부위도 조사할 수 있습니다.

리친봉(Li Qin Feng)의 보고에 따르면, 대상포진과 신경통이 동반된 45명의 환자를 치료한 결과, 42명이 완치되고 3명이 크게 호전되었으며, 유효율은 100%이며 어떠한 부작용도 없었습니다.

2. CO_2 레이저 산광 국부 조사를 이용한 치료: 출력 밀도는 $200mW/cm^2$, 하루에 한 번, 각 회당 10분, 10회를 1회 치료 과정으로 하고, 온열 효과가 적당합니다.

2. 피부 궤양

외상성, 영양성, 수술 후, 화상, 방사선성 궤양 등이 포함되며, 이 중 영양성 궤양이 약 38.88%를 차지합니다. 특히 하지 정맥류로 인한 궤양의 치료 효과가 좋지 않습니다. 당뇨병이 원인인 발 궤양 치료도 매우 어렵습니다.

1. He-Ne 또는 반도체 레이저를 이용한 혈 조사 치료: 레이저 파장 632.8~650nm, 출력은 5~25mW로, 산광 조사는 15분, 하루에 한 번, 10회를 1회 치료과정으로 합니다.

청도 의과대학에서 67명을 치료한 결과, 41명이 완치되고 17명이 호전되었으며 9명에게는 효과가 없었습니다. 총 유효율은 86.57%였습니다. 일반적으로 5~10회 조사 후에는 표면의 괴사 조직이 떨어지고, 상처에서 나오는 액체가 줄어들며, 신생 육아조직과 상피세포가 성장함으로써 궤양이 점차 치유됩니다.

우한 철강회사 제2근로자병원에서 당뇨병에서 기인한 20명의 피부 궤양 환자를 치료한 결과, 15명이 완치되고 3명이 크게 호전되었으며, 2명이 효과가 있었습니다. 총 유효율은 100%였습니다. 대조군 15명 중 2명이 완치되고, 2명이 크게 호전되었으며, 3명이 효과가 있었고, 8명에게는 효과가 없었습니다. 총 유효율은 46.6%였습니다. 레이저 그룹의 치료 효과는 대조군에 비해 훨씬 우수했습니다($P<0.01$).

BabayaиTB와 Bogdanovich는 각각 He-Ne 레이저로 피부 궤양을 치료한 결과, 짧은 기간 동안 좋은 효과를 얻었습니다.

X선 치료로 인한 궤양도 치료가 매우 어렵고, 몇 년 동안 지속될 수 있습니다. He-Ne 레이저 치료를 사용하여 좋은 결과를 얻었으며, 조사 20회 후에 궤양이 치유되었습니다.

2. 반도체 레이저 조사 치료: 810~830nm의 적외선 반도체 레이저를 병변 부위에 조사하며, 출력은 200~250mW로, 하루에 한 번, 5~16회를 1회 치료 과정으로 합니다. 각 구역을 3~5분 조사합니다.

난징 고루 병원에서 압박성 궤양(욕창) 14명을 치료한 결과, 8명이 완치되고, 4명이 명확한 효과가 있었고, 2명이 유효한 효과가 있었습니다.

3. 구균성 화농성 질환

여드름, 종기, 모낭염, 단독(금사창) 등을 포함하며, 이러한 질병의 원인균은 포도상구균, B형 용혈성 연쇄구균입니다. 그들의 임상 증상으로는 붉어짐, 부종, 열, 통증 및 발적이 있습니다. 이러한 급성 화농성 질환 치료는 약한 레이저만 적합하며, 열 작용이 없는 He-Ne 레이저와 반도체 레이저를 사용하고, 적외선 레이저는 사용하지 않는 것이 좋습니다.

He-Ne 또는 반도체 레이저를 이용한 혈 조사 치료: 레이저 파장은 632.8~650nm, 출력은 3~5mW입니다. 모낭염, 여드름, 종기와 같은 경우 급성기 기간에 국부조사를 진행하며, 하루에 한 번, 각 회당 5~10분 동안 수행합니다. 만약 화농이 발생하면 절개하여 고름을 배출한 후에 레이저를 조사합니다. 단독(금사장)의 경우에는 4~20mW의 레이저 조사 외에도 족삼리 혈에도 조사를 할 수 있습니다. 각 회당 10분, 하루에 한 번, 10회를 1회 치료 과정으로 합니다.

4. 습진

습진은 흔한 피부 질환으로, 원인은 다양합니다. 화학물질, 이종 단백질, 진균, 박테리아 등의 자극으로 피부에서 과민반응이 발생하며, 습진을 유발합니다. 일반적으로 급성, 아급성, 만성으로 분류됩니다. 임상 증상은 다르며, 피부 발진은 다양한 형태로, 붉은 발진, 구진, 수포, 비듬, 선태화 등이 있으며, 대부분 가려움증이 있고, 주로 사지의 구부러진 부분, 얼굴, 음낭에 발병합니다.

1. He-Ne 또는 반도체 레이저를 이용한 혈 치료: 레이저 파장은 632.8~650nm, 출력은 2~10mW입니다. 각 혈자리에 5분 동안 조사하며, 하루에 1회 진행합니다. 주로 인영, 폐수, 혈해, 삼음교혈를 취하며, 양쪽 모두를 취할 수 있습니다. 적색 레이저광의 흡수를 증가시키기 위해 겐티안 바이올렛 (콜타르를 이용하여 만든 염료. 조직이나 세포 염색에 사용하며, 국소적으로 항감염 제제로 사용할 수 있다)을 사용하여 혈자리를 점할 수 있습니다. 이 방법은 구진성 습진에 대한 치료 효과가 좋으며, 미란성 습진에 대한 치료 효과는 좋지 못합니다.

2. 반도체 레이저 조사 치료: 반도체 레이저를 사용하여 출력 300~350mW로, 각 혈자리에 3~5분 동안 조사하며, 하루에 한 번, 10회를 1회 치료과정으로 합니다. 곡지, 족삼리, 폐수, 삼음교혈를 취하며, 양측혈 모두를 취합니다.

상하이 Renji 병원의 보고에 따르면, 중의변증법(질병과 환자의 상태에 대한 전반적인 중의학 분석에 기초한 진단 및 치료)과 경락 원칙에 따라 혈자리를 선택하여 습진 118명에게 반도체 레이저 혈자리 조사 치료를 실시했습니다. 하루에 한 번, 각 혈자리에 3분 동안 조사하며, 10회를 1회 치료과정으로 합니다. 최근 치료 효과: 완치 68명, 명확한 효과를 보인 33명, 호전된 17명으로, 전체 유효율이 100%에 달했으며, 재발은 6명뿐이었습니다.

5. 신경성 피부염

신경성 피부염은 만성 가려움을 동반한 피부 질환으로, 주로 중추 신경계의 기능 장애와 관련되어 있습니다. 주요 증상은 피부의 발작적인 피부 가려움, 비대(두꺼워짐), 및 태선화 변화입니다.

He-Ne 또는 반도체 레이저로 혈을 조사하는 치료 방법을 사용합니다. 레이저 파장은 632.8~650nm이며, 출력은 7mW입니다. 하루에 한 번, 각각 10~15분, 총 10~15회를 1회 치료과정으로 합니다. 이혈 부위로는 피질하(皮质下), 신상선(肾上腺), 심장(心), 신문(神门)을 선택합니다.

301병원에서 31명을 치료했고, 그 결과 3명(9.6%)이 완치되었으며, 가려움이 경감된 사람은 5명(15.2%)이었고, 가려움이 사라진 사람은 24명(77.4%) 이었습니다. 또한, 질병이 사라진 사람은 3명(9.6%), 얇아진 사람은 7명(25%), 수면이 호전된 사람은 30명(96.8%)이었습니다.

홍문학 등의 보고에 따르면, 레이저 침술과 전통적인 침술법을 각각 23명과 16명에게 시행했는데, 레이저 침술 그룹의 완치율은 95.7%, 일반 침술 그룹의 완치율은 86.5%로, 두 그룹간에는 유의미한 차이(P<0.05)가 있었습니다.

신경성 피부염은 중국의 전통 의학에서는 "완선(만성 난치성 피부병)" 또는 "건선(牛皮藓)"이라고 부릅니다. 이 질환은 바람, 습기, 열이라는 3가지 부정적인 요소가 피부와 경맥에 막아 증상이 나타나고 병이 오래 지속되면 피가 부족해져서 풍이 생성되고, 건조해져서 감정에 내상이 발생하며, 풍사(风邪)의 침입이 이 질환을 유발하는 요인입니다.

반도체 레이저 침술 치료기를 사용하며, 출력파장은 (900±40)nm, 반복 주파수는 40/min, 평균 출력은 10~15mW, 광반 직경은 2mm이며, 피부를 8mm까지 관통합니다. 혈 부위는 곡지(曲池), 혈해(血海), 삼음교(三阴交), 아시(阿是)혈을 선택하며, 각 혈 부위를 5~10분 조사합니다. 하루에 한 번 또는 격일로 시행하며, 총 10회를 1회 치료과정으로 합니다. 중간에 5일 동안 휴식을 취한 후, 두 번째 치료를 진행할 수 있습니다.

곡지(曲池)는 수양명대장경의 합혈이며, 이는 사기를 안에서 밖으로 발산하여 사기를 제거하고 전신풍사(全身风邪)를 제거하는데 도움을 줍니다. 삼음교(三阴交)는 족삼음경의 교회혈로, 이는 피를 보양하고 풍을 제거하는 데 도움이 됩니다. 혈해(血海)는 족태음비경의 혈자리로, 그 별칭은 백충와(百虫窝)이며, 풍을 물리치고 가려움증을 멈추는 효과가 있습니다. 혈해는 "모든 피부 질환을 치료하는 요혈"로, 피를 보양하고, 피를 활성화하며, 풍을 없애고 가려움을 멈추는 데 도움이 됩니다. 또한 피가 부족하거나, 피의 열로 인해 발생한 피부 질환을 치료할 수 있습니다. 아시(阿是)혈은 경락을 소통시키고, 기혈을 조절하며, 병증에 직접 도달하는 데 도움이 됩니다.

홍문학 등의 보고에 따르면, 900nm의 반도체 레이저, 40/s의 반복 주파수, 10~15mW의 출력 단말의 평균 출력, 광반 직경은 2mm로, 곡지(曲池), 혈해(血海), 삼음교(三阴交), 아시(阿是)혈을 조사하여 23명의 신경성 피부염 환자를 치료했습니다. 결과적으로, 22명이 완치되었으며, 유효율은 95.7%에 해당합니다. 그리고 대조군 (전통적인 침술법을 사용)은 16명을 치료했으며, 14명이 완치되었으며, 이는 86.5%에 해당합니다. 두 그룹 사이에는 유의미한 차이가 있었습니다.

광동 소관시 병원의 보고에 따르면, 질소 분자 레이저 (파장 337.1nm)로 106명을 치료하였고, 이 중 35명이 상당히 효과를 보였으며, 53명이 효과가 있었고, 18명은 효과가 없었습니다. 유효율은 83.3%에 달하였습니다.

6. 원형탈모증

원형탈모증은 원인이 알려지지 않은 탈모로, 탈모 부위는 원형 또는 타원형을 띠며, 경계가 명확하고, 점차 확장될 수 있으며, 이 중 약 5%의 환자는 완전한 대머리로 발전될 수 있습니다. 중추신경계가 중요한 역할을 하며, 종종 스트레스나 자극 후에 발병합니다. 약 10~20%의 환자는 가족력이 있으며, 이는 자가면역과 관련이 있을 수 있습니다.

1. He-Ne 또는 반도체 레이저 조사가 주로 사용되며, 레이저 파장은 632.8~650nm입니다. 레이저 산광을 사용하여 조사하며, 출력밀도는 1~5mW/cm²입니다. 탈모 부위에 직접 조사하며, 탈모 부위가 넓은 경우, 부위별로 조사할 수 있습니다. 매일 한 번씩, 각 부위에 5분간 조사하며, 전체 두피에 대한 조사 시간은 30분을 넘지 않습니다. 총 10회를 1회 치료과정으로 합니다.

상해 화산 병원과 301 병원은 He-Ne 레이저를 이용한 국부 조사로 치료한 경우, 각각 83.3%, 93.5%의 유효율을 보였습니다.

2. CO_2 레이저 조사 치료는 출력밀도가 300~500mW/cm²인 CO_2 레이저 산광을 사용하여 탈모 부위에 조사합니다. 매일 한 번씩, 각 부위에 10분간 조사하며, 총 10회를 1회 치료과정으로 합니다. 대부분의 환자는 1회 치료 후 회색의 부드러운 털이 자라는 것을 볼 수 있으며, 두 번째 치료 후에는 부드러운 털이 굵어지고 색깔이 진해집니다.

7. 심마진 (두드러기)

자극물질로는 주로 약물, 음식, 감염 등이 있으며, 경계가 명확하고, 피부발진의 크기가 다양한 두드러기가 나타납니다. 평평하고 융기되어 만지면 상대적으로 단단하며, 빠르게 합쳐져서 덩어리가 형성됩니다. 중앙은 흰색이고 주변에는 홍조가 있으며, 갑작스럽게 나타났다 사라지는 두드러기성 피부손상이 있으며, 때때로 구토, 복통, 설사 또는 발열을 동반할 수 있습니다.

He-Ne 또는 반도체 레이저를 이용한 경혈 조사 치료는 레이저 파장이 632.8~650nm이며, 출력은 3~4mW입니다. 매일 한 번, 각 경혈에 5분 동안 조사하며, 한 번에 4~6개의 경혈을 선택합니다. 일반적으로 선택하는 경혈은 대릉(大陵), 곡지(曲池), 족삼리(足三里), 혈해(血海), 삼음교(三阴交), 합곡(合谷) 등입니다.

여대(旅大) 병원에서 44명을 치료하였고, 그 치유율은 84%에 달하였습니다.

8. 마른버짐 (건선)

건선, 다른 명칭으로 소피류이며, 발병률이 0.3%로, Hb-A 항원과 관련된 원인이 있을 수 있습니다. 환경과 기후의 변화, 심리적 요인, 외상, 감염 등의 요인은 발병을 유발하고 악화시킬 수 있으며, 병의 경과에 따라 진행기, 휴지기, 퇴행기로 나눌 수 있습니다.

1. He-Ne 또는 반도체 레이저를 이용한 경혈 조사 치료는 레이저 파장이 632.8~650nm이며, 출력은 2.5mW입니다. 양쪽 귀의 폐혈(肺穴) 중 압통이 가장 뚜렷한 지점을 조사하며, 매일 한 번, 각 경혈에 5분 동안 조사하고, 10회가 1회 치료과정입니다.

선양 제일인민병원에서는 82명을 치료하였으며, 그 중 진행기 63명, 휴지기 15명, 퇴행기 4명이었습니다. 치료 결과는 다음과 같습니다: 효과가 뚜렷한 경우 37명, 유효한 경우 32명, 효과 없는 경우 13명으로, 유효율은 84%였으며, 치료 횟수는 최소 10회에서 최대 122회였습니다.

1. 반도체 레이저 조사 치료는 파장이 830nm인 반도체 레이저를 사용하며, 출력은 200~300mW입니다. 매주 한 번, 매번 10~20분 동안 조사하며, 3개월 치료 후에는 확연한 개선이 보입니다. 이 방법으로는 호르몬 치료로도

치료하기 어려운 백선병을 치료할 수 있습니다.

9. 여드름

여드름은 모낭과 피지샘의 만성염증을 나타내며, 얼굴, 가슴, 등에서 주로 발생하여 윗부분이 검은 여드름, 뾰루지, 농창, 결절, 낭종 등을 형성합니다. 주로 청소년기 남녀에게 발생하며, 피지의 과다 분비가 동반되곤 합니다.

He-Ne 또는 반도체 레이저를 이용한 경혈 조사 치료는 레이저 파장이 632.8~650nm이며, 출력은 7~10mW입니다. 각 경혈에 3분 동안 조사하고, 매일 한 번, 총 6회가 1회 치료과정입니다. 조사하는 경혈은 풍문(風門), 폐수(肺俞), 격수(隔俞), 비수(脾俞), 위수(胃俞), 합곡(合谷)이며, 더불어 이혈(耳穴) 중에서도 폐혈(肺穴), 내분비, 피질하 등도 추가로 조사할 수 있습니다.

장위근(Zhang Yuqin)은 89명의 여드름 환자를 치료하였는데, 이 중 58명의 고름성 여드름 환자 중 53명이 완치되고, 5명이 효과가 없었습니다. 즉, 완치율은 91%였습니다. 그리고 31명의 낭종성 환자 중 27명이 완치되고, 4명이 효과가 없어서 완치율은 87%였습니다. 일반적으로 2~3회의 치료과정이면 완치하는데 충분합니다.

10. 대상포진

이 병은 수두-대상포진 바이러스에 의해 발생하며, 현재 이 병은 수두와 동일한 바이러스 감염에 의한 것으로 여겨집니다. 어린이에서는 수두의 형태로, 성인에서는 대상포진의 형태로 나타납니다.

신경통은 이 병의 특징이고, 발진 시 또는 발진 전에 나타날 수 있습니다. 통증은 신경 지역을 따라 방사되고, 발진은 표피신경을 따라 분포하는 옥수

수 알갱이 크기의 구진으로 나타나며, 빠르게 소포로 변하고 흉막이 긴장되어 밝게 변합니다. 중심이 함몰되어 탯줄 형상을 띄고 서로 융합되지 않으며 병의 경과가 1~2주간 지속됩니다. 봄과 가을에 발생하기 쉽고 발병이 빠르며 경과가 빠르게 진행됩니다. 늑간신경과 삼차신경 등에서 많이 발생합니다.

장옌리(Zhang Yanli) 등은 He-Ne 레이저를 이용한 경혈 조사를 통해 40명의 대상포진 환자를 치료했습니다. 선택한 경혈은 태양(太阳), 천용(天容), 족삼리(足三里), 아시혈(阿是穴), 협척혈(夹脊穴) 등이며, 레이저의 출력 전력은 30mW, 광반 직경은 0.5cm였습니다. 결과적으로, 40명 중 36명이 완치되었고, 완치율은 90%입니다. 반면, 대조군(아시클로버정, 비타민 B, 비타민 E, 직접 만든 크림을 외용)은 40명을 치료했으며, 이 중 28명이 완치되어 완치율은 70%였습니다. 두 그룹의 완치율은 통계학적 분석을 통해 유의미한 차이를 보였습니다.

CHAPTER 8

제8장 • 부인과

1. 만성 골반염

만석골반염은 부속염(부속기염), 수란관 수종, 골반강 염증성 포괴가 포함됩니다. 부속염은 수란관과 난소 부속물이 두꺼워지고 압통과 함께 밧줄이 꼬인 형태로 나타납니다. 수란관이 염증을 일으키면, 난관채가 유착되어 닫히고, 관벽의 깊은 부분에서 점액이 관 내부에 축적되어 수란관 수종이 형성됩니다. 염증이 심해지면, 골반 복막까지 전이되어 염증성 삼출물과 주변 조직이 달라붙을 때 골반강 포괴를 형성하며, 요천부위가 쑤시고, 하복부가 묵직하며, 월경 전후 및 성교 후 통증이 심해질 수 있습니다. 때로는 냉대하가 많이 나옵니다. 월경이 잦아지고, 월경 기간이 길어지며, 월경량이 많아져 불임 증상이 주로 발생합니다.

1. He-Ne 또는 반도체 레이저를 이용한 혈 조사 치료는 레이저 파장이 632.8~650nm, 출력이 5~20mW로, 각 혈자리마다 조사 시간이 5분이며,

한 번에 4개의 혈자리를 조사하여 총 조사 시간은 20분입니다. 경과 6일 후에 조사를 시작하여 15번을 1회 치료과정으로 합니다. 혈자리는 양쪽의 자궁혈, 중극(中极), 기해(气海), 관원(关元)을 선택하며, 보조혈로 신수(肾俞), 관원수(关元俞)를 선택합니다.

베이징 산부인과 병원에서 180명의 만성 골반염 환자를 치료한 결과, 136명의 부속염 환자 중 110명이 명확한 효과를 보였으며, 유효율은 80.88%였습니다. 염증성 종양 19명 중 11명이 명확한 효과를 보였으며, 유효율은 57.9%였습니다. 수란관 불통 환자 25명 중 10명이 명확한 효과를 보였으며, 유효율은 40%였습니다. 만성 골반염의 전체적인 유효율은 72.8%이며, 증상이 현저히 호전된 경우가 70%~80%이었습니다. 예를 들어 복부 더부룩함과 하복부 통증, 냉대하가 많이 나오는 경우 등입니다. 101명의 출산을 원하는 사람들 중 22명이 완치되었고, 임신율은 31.7%였습니다.

Bykhovskii 역시 He-Ne 레이저를 이용해 25mW/cm²의 레이저로 혈자리나 반사구역을 조사하여 자궁 부속물의 염증을 치료하였습니다. 총 68명을 치료하였으며, 질병 기간은 가장 짧게는 5개월, 가장 길게는 17년이었습니다. 38명은 만성 염증이었고, 30명은 만성 염증의 급성 발작이었으며, 모든 환자들은 다른 치료를 받았습니다. 결과적으로 38명의 만성 염증 환자 중 치료 10회차 때 증상이 악화하였지만, 1회 치료과정이 끝났을 때 자궁 부속물의 통증과 염증이 사라진 경우가 27명이었고, 7명은 부분적인 효과를 보였으며, 염증 구역이 줄어들고, 접촉 통증이 줄었습니다. 4명은 효과가 없었습니다. 만성 질환의 급성 발작이 있는 30명 중 17명이 완전히 치료되었고, 8명이 부분적으로 효과가 있었으며, 5명이 효과가 없었습니다. 53명을 추적 조사하니, 장기적인 효과가 있었으며, 불임인 32명 중 7명이 임신하였습니다.

2. CO_2 레이저를 이용한 산광 조사 치료의 출력은 20~30W인 CO_2 레이

저를 이용하고 환자의 하복부에서 명확하게 압통이 느껴지는 부위 및 지역을 조사하며, 국부적인 온열감을 적절하게 유지합니다. 일반적으로 월경 후에 조사하며, 일일 1회, 각 측면마다 10분씩 조사하고, 10번을 1회 치료과정으로 합니다. 상황에 따라 요천부에 추가로 10분 동안 조사하면, 요천부의 통증 개선에 도움이 됩니다.

임응합 등이 보고하길, 20~40W의 연속적 조정이 가능한 CO_2 레이저를 사용하였으며, 파장은 10.6nm, 광조사 거리는 80~100cm, 산광 조사 표면의 지름은 10~13cm, 출력 밀도는 0.26~0.52W/cm^2였으며, 산광 조사는 하복부 양쪽의 골반 오목한 부위에 진행하였고 결과적으로 569명 중 483명이 완치되었으며, 총 유효율은 95.8%였습니다.

반면에 He-Ne 레이저 그룹은 6mW, 출력 밀도가 2.2mW/cm^2, 광반 크기를 관원(关元), 중극(中极), 쌍유포(双维胞)혈에 맞춰 조사하였습니다. 이 방법으로 295명을 치료하고, 그 중 37명이 완치되었으며, 총 유효율은 12.5%였습니다.

두 레이저 그룹을 비교했을 때, 유의미한 차이가 있었습니다.

2. 태위 이상

둔위(엉덩이 위치)로 질 분만은 머리 위치로 분만하는 것보다 태아에게 위험도가 3~8배 높습니다. 현재 대부분은 제왕절개로 분만하는데, 일반적으로 임신 중기에 둔위가 많이 보이고, 대부분의 경우는 임신 32~34주 전에 스스로 머리 위치로 변경됩니다. 임신 후기에는 스스로 위치를 변경할 기회가 적습니다. 둔위로 분만하는 것을 줄이기 위해, 임신 마지막 2개월 동안 가능한 조치를 취해, 임산부의 태위가 머리 위치로 바뀌도록 해야 합니다.

He-Ne 레이저 또는 반도체 레이저를 이용한 혈 조사 치료는 레이저 파장이 632.8~650nm이고, 출력이 30mW입니다. 양측 지음(至?)혈에 각각 3분 동안 조사하고, 일일 1회, 1주를 1회 치료과정으로 합니다. 매번 치료 전에 태위를 확인하고, 태위가 정상으로 돌아오면 조사를 중단합니다.

한단시 지역병원에서 30mW의 He-Ne 레이저를 이용하여 태위 이상을 교정한 50명 중 39명(78%)이 태위가 정상으로 돌아왔고, 11명(22%)은 교정되지 않았습니다. 또한, 5mW의 He-Ne 레이저를 이용하여 지음(至阴)혈에 조사하면서, 좌우 양측에 각각 15분 동안 조사한 결과, 태위 수정률이 97.92%에 이르렀으며, 이는 슬흉위(고양이 자세)로 태위를 교정한 경우(47.62%)에 비해 월등히 뛰어난 결과를 보였습니다.

3. 월경통

부녀자가 월경 기간이나 월경 전에 하복부 통증을 느끼는데, 종종 경련성으로 나타나기도 하고, 때로는 허리와 요천부까지 확산될 수 있습니다. 또한 구토, 메스꺼움, 심지어 두통, 설사, 배뇨 증가 등을 동반될 수 있으며, 주로 원발성 월경통과 이차성 월경통 2가지 형태로 나타납니다.

He-Ne 레이저 또는 반도체 레이저를 이용한 이혈 조사 치료: 레이저 파장은 632.8~650nm이며, 출력은 2.5mW입니다. 각 혈자리에 5분 동안 조사하며, 일일 1회입니다. 사용하는 혈자리는 자궁(子宫), 교감(交感), 피질하(皮质下), 신문(神门) 등입니다.

레이저를 이용한 혈 조사 치료: 위와 같은 레이저 치료 방법을 사용하여, 사용하는 혈자리는 삼음교(三阴交), 관원(关元), 중추(中枢), 족삼리(足三里), 혈해(血海), 양릉천(阳陵泉) 등입니다. 일반적으로 왼쪽 혈을 사용하며, 2~3회 치료 후 효과를 볼 수 있습니다.

4. 기능성 자궁 출혈

월경이 비정상적이고 임신, 종양, 염증, 외상, 혹은 전신성 출혈성 질환 등이 없는 상황에서 신경-내분비 기능의 이상으로 인한 월경 장애와 이상 출혈이 발생하는 경우를 기능성 자궁 출혈이라고 합니다.

1. He-Ne 또는 반도체 레이저를 이용한 자궁경부 조사: 10~15mW의 레이저를 이용하여 자궁경부을 직접 조사하며, 일일 1회, 각각 5~10분 동안 수행하고, 7~10회를 1회 치료과정으로 합니다.

ПаРаТук는 He-Ne 레이저로 43명의 환자를 치료하였고, 70%의 환자가 2~3회의 치료 후 출혈이 멈췄습니다. 6개월에서 1년까지 추적 관찰한 결과, 치료받은 38명 중 5명만이 1~3개월 후에 재발하였습니다.

2. He-Ne 또는 반도체 레이저를 이용한 혈자리 조사 치료: 레이저 파장은 632.8~650nm이며, 출력은 8~10mW입니다. 사용하는 혈은 관원(关元), 신수(肾俞), 삼음교(三阴交), 기해(气海), 백회(百会), 명문(命门) 등이며, 조합 혈자리는 간수(肝俞), 비수(脾俞), 족삼리(足三里) 등입니다. 각각 4~5개의 혈자리를 선택하고, 각 혈자리에 5분 동안 조사하며, 일일 1회, 10회를 1회 치료 과정으로 합니다.

랴오닝 푸신시 산부인과 병원의 Zhao Yue 등은 레이저 침술로 기능성 자궁 출혈 34명을 치료하였고, 25명이 완치되었으며, 6명이 호전되었고, 3명은 효과가 없었습니다. 총 유효율은 91.2%였으며, 배란형 자궁 출혈이 12명, 무배란형 자궁 출혈이 22명이었습니다.

300mW 이중 광섬유 레이저 침술기를 사용하고, 혈자리는 삼음교(三阴交), 혈해(血海), 귀래(归来) 등을 선택하며, 각 혈자리에 5분 동안 조사하고, 일일 1회, 15회를 1회 치료과정으로 합니다.

삼음교(三阴交)는 족삼음경의 교회혈로써 삼경의 질환을 주로 치료하고,

혈해(血海)는 족태음비경의 혈자리로, 경혈은 선천적으로 신장에서 비롯되며, 후천적으로 비위에서 유래합니다; 귀래(归来)혈은 족양명위경의 혈자리로, 해부학적 위치는 난소에 위치하며, 이는 국부적으로 혈을 취한다는 뜻으로 경외혈을 통해 신장 보양작용을 할 수 있습니다.

레이저 침술 치료는 월경 조절 효과가 좋으며, 치료 후 월경은 기본적으로 정상으로 복귀하는 비율이 61.3%였으나, 출혈 멈추는 기간은 (11.5±2.64)일 이므로, 중서양방 약물 치료와 결합하는 것이 더 좋은 결과를 가져올 수 있습니다.

5. 외음부 영양불량 변화 (여성 외음부 백색병변)

주로 여성 외음부가 만성적인 영양 부족으로 인해 피부가 간지럽고, 색소가 없어지며, 흰색 변화를 보이는 것입니다. 또한 수축이 있고, 두껍게 변하고, 피부의 탄력이 감소하며, 거칠고, 단단해집니다.

1. He-Ne 또는 반도체 레이저 산광 조사: 레이저 파장 632.8~650nm, 출력 밀도는 1~5mW/cm^2이며, 하루에 한 번, 각 구역에 대해 10~15분 조사하며, 10회를 1회 치료과정으로 합니다.

사천성 의과대학은 He-Ne 레이저로 158명을 치료하였고, 완치한 사람은 59명 (37.3%), 효과적인 사람은 54명 (34.2%), 유효한 사람은 41명 (26%), 효과가 없는 사람은 4명 (2.5%)이었으며, 총 유효율은 97.5%였습니다.

민약 국부적으로 광 민감제인 하이포크렐린(Hypocrellin) 유제를 바른 후 He-Ne 레이저로 조사하면 치료 효과를 높일 수 있으며, 그 효과율은 71.5%에서 80.0%로 상승하였습니다.

2. CO_2 레이저 확산 조사: CO_2 레이저 출력은 200~500mW/cm^2이고, 국부적으로 따뜻한 것이 적합하며, 하루에 한 번, 매회 15분 동안 조사하며, 10

회를 1회 치료과정으로 합니다.

레이저 혈조사 치료: 레이저 출력 밀도는 1~20mW/cm²이고, 각 혈자리에 대해 5분 조사하며, 하루에 한 번, 10회를 1회 치료과정으로 합니다. 일반적으로 사용되는 혈자리는 삼음교(三阴交), 관원(关元) 등입니다.

6. 산후요저류

출산 후 소변을 빼지 못하고, 삽관이 필요한 경우는 전체 환자의 6.48%를 차지합니다.

He-Ne 또는 반도체 레이저 혈 조사 치료: 레이저 파장은 632.8~650nm, 출력은 17mW (광섬유를 통해 3mW 이상 도달 가능), 각 혈에 대해 10분 조사하며, 하루에 1~2회 조사합니다.

산동 빈저우 의과대학의 Liu Shuyun은 100명의 환자를 치료했고, 1회 조사 후 배뇨가 가능한 환자는 75%이고, 3회 조사 후에는 모두 치료되었습니다.

7. 무배란형 불임증

배란 기능 장애는 여성 불임증의 주요 원인 중 하나입니다.

He-Ne 또는 반도체 레이저 경혈 조사 치료에서 레이저 파장은 632.8~650nm, 출력은 10mW로, 매회 10분, 일일 1회입니다. 중극(中極), 관원(關元), 자궁혈을 취하고, 자궁경 조사(격일 1회, 총 5회)를 추가합니다.

흑룡강 극동현 부녀유아 보건병원의 이옥걸은 50명의 환자를 치료한 결과, 40명(80%)이 배란기를 가졌으며, 임신한 사람은 38명(76%), 만삭 출산한 사람은 37명(74%), 조기 유산한 사람은 1명입니다.

8. 자궁 이완

인공유산 시, He-Ne 또는 반도체 레이저 조사는 자궁을 이완시키고, 진통 효과를 줍니다.

상해 제1부여 부녀유아보건원은 총 155건을 적용하였고, 그 중 경혈 조사를 받은 146명 중 126명(86.3%)에게서 자궁 이완이 관찰되었습니다. 레이저 미조사 대조군 100명 중에서 자궁 이완이 57명(57%)에게 관찰되었으며, 이는 유의미한 차이가 있습니다. 자궁구가 긴장되어 수술이 어려운 10명의 환자는 치료를 중단하고 레이저로 경혈을 조사한 후, 10명 중 2명에게 레이저 조사를 하였습니다.

조사 전에는 탐침조차 들어가지 않았지만, 조사 후에는 4호에서 7호로 확대할 수 있었으며, 단지 쓰라린 느낌만 있었습니다. 레이저 조사 후 환자의 출혈이 적었고, 자궁구가 부드럽고 탄력이 있었습니다.

9. 산후최유

출산 후 모유 부족 현상은 비교적 흔합니다.

장소성 양주 부녀유아보건소의 서취분 보고에 따르면, He-Ne 레이저 5mW로 양측 소택(少澤)혈, 유두를 조사하며, 유근 혹은 담중혈(膻中穴)을 같이 조사합니다. 각 혈을 5분씩 조사하며, 일일 1회, 10회를 1회 치료과정으로 합니다. 총 82명을 치료했는데, 치료를 중단한 3명을 제외하고 나머지 79명 중 1회 치료과정으로 62명이 치료되었고, 2회 치료과정으로 8명이 치료되었습니다. 유효한 경우는 4명, 효과가 없는 경우는 5명이었으며, 총 유효율은 93.7%였습니다. 출산 후 4개월과 반을 추적 조사한 결과, 모두 모유 수유를 계속할 수 있었습니다.

10. 수술후 상처통증

리닝 등이 보고한 바에 따르면, 96명의 인공유산 수술과 출산 후 자궁 청소 수술 후 통증 환자에게 평균 출력이 240mW인 반도체 레이저를 사용하여 경혈 조사를 진행하였습니다. 혈해(血海), 지기(地機), 삼음교(三陰交)와 장골릉 앞 아래 5인치 오목한 부위에 그룹을 분류하여 조사하였습니다. 치료 종료 후, 자궁 청소 수술 후 통증 환자 중 1등급 진통을 얻은 환자는 75%였고, 인공유산 후 통증 환자 중 1등급 진통을 얻은 환자는 86.25%였습니다. 총 유효률은 100%였습니다.

11. 임신 고혈압 증후군 (임신중독증)

임신 고혈압 증후군은 주로 임신 후기 3~4개월, 분만 후 또는 출산 후 48시간 이내에 발생하며, 고혈압, 부종, 단백뇨를 특징으로 합니다. 임신기간 동안 확장기 혈압이 11.3kPa(85mmHg) 이상이거나 이전보다 2.0kPa(15mmHg) 증가한 경우는 이상증상으로 봐야하며, 일반적으로 침대에 누워서, 소금을 제한하고, 고혈압 약을 사용할 필요는 없습니다.

서안 장안구 부녀유아 보건병원 산부인과 보고에 따르면, 30명의 임신 고혈압 증후군(姙娠高血壓綜合征, 임고정(姙高征))을 치료했는데, 그 중 경증 임고정이 15명, 중증 임고정이 9명, 중증 임고정이 6명이었습니다. 이 중 2명은 경련 발작이 있는 자궁 경련의 전조 증상을 보였으며, 안구가 고정되어 있고, 동공이 확대되어 있었으며, 치아가 꽉 닫혀 있었습니다. 이어서 입술과 얼굴의 근육이 떨리기 시작하였고, 몇 초 안에 전신의 사지가 강직되고 강한 경련이 일어났으며, 호흡이 멈추고 얼굴이 파랗게 변했습니다.

치료 시에는 진경(鎭痙) 제거, 진정, 혈압 감소 외에도, 중약으로 평간잠양(간장(肝臟)의 기운을 조화롭게 유지하여 비정상적으로 부월(浮越)하는 양사

(陽邪)를 잠재우는 효능임)약을 사용하였습니다.

레이저 조사 경혈은 곡지(曲池), 열결(列缺), 삼음교(三陰交), 태충(太衝)이며, 구토에는 내관을, 고혈압에는 풍륭, 풍지를, 의식을 잃고 경련이 있는 경우에는 인중, 용천을 조사합니다. 일일 1회, 1회당 10분 동안 조사합니다.

치료 결과: 레이저 그룹 30명 중 치료 후 자궁 경련의 전조 증상과 신생아 사망이 단 1명도 없었습니다. 대조 그룹 20명 중 3명에게서 자간전증 징후가 나타났고, 2명이 자간증을 겪었습니다.

12. 기타 외음부 질병

외음 신경성 피부염, 외음 소양증, 외음습진, 여음궤양 등을 포함하며, 위의 환자들은 병력, 임상 증상, 그리고 신체 증상을 바탕으로 일반적으로 진단하기 어렵지 않습니다.

1. He-Ne 또는 반도체 레이저 경혈 조사 치료는 레이저 파장이 632.8~650nm, 출력은 10~15mW로, 조사는 병변 부위에 한 번씩 또는 분할 조사를 합니다. 매번 10분, 하루에 한 번, 10번을 1회 치료과정으로 합니다. 국부조사 외에도, 경혈 조사를 추가로 사용할 수 있으며, 매 경혈에 5분 동안 조사합니다. 선택된 경혈은 삼음교(三陰交), 관원(關元), 대추(大椎), 혈해(血海) 등이고, 이혈의 경우는 폐와 신문 등을 선택합니다.

북의(北医) 제1부속 병원에서 He-Ne 레이저로 44명의 외음 소양증 환자를 치료하였는데, 1~5회에 증상이 완화되고, 6~10회에는 가려움이 멈췄습니다. 단기 유효률은 97.7%, 장기 추적조사에 의한 유효률은 86.9%였습니다.

산시 우현 인민 병원에서는 30mW의 He-Ne 레이저로 외음 궤양 56명을 치료하였고, 1회 치료과정을 거친 후 궤양이 치유된 사례는 50명(89.3%)이었습니다. 나머지 6명은 2회 치료과정을 거친 후 모두 치유되었습니다.

치치하엘 파라얼지구 병원에서 He-Ne 레이저로 외음습진 25명을 치료하였는데, 완치된 사람은 14명, 개선된 사람은 8명, 효과가 없는 사람은 3명이었습니다.

2. CO_2 레이저로 확산 조사를 진행하였는데, 레이저의 출력 밀도는 200~300mW/cm^{2}였습니다. 매번 조사는 10분이며, 하루에 한 번, 10번을 1회 치료과정으로 하였습니다.

CHAPTER 9

제9장 • 안과

1. 안와 신경통

　원발성 안와 신경통의 원인은 아직 완전히 밝혀지지 않았으나, 비특이성 염증, 신경 조절 이상 및 바이러스 감염과 관련이 있다고 여겨집니다.

　마서연 등의 보고에 따르면 He-Ne 레이저를 사용하며, 출력이 15~20mW의 레이저기를 사용했습니다. 레이저 끝단의 출력은 1mW이며 출력 밀도는 63.7mW/cm2로, 안와신경통을 가진 환자 69명에게 안와신경공과 태양혈 치료를 진행했습니다. 하루에 한 번, 한 번에 10분, 10번의 치료가 1회 치료 과정이었습니다.

　치료 결과: 69명 중 31명은 한 번의 치료로 통증이 완화되었고, 5번의 치료 후 58명이 치료되었습니다. 10번의 치료 후에는 61명에 이르렀습니다. 2번의 치료 과정을 거친 후, 나머지 8명 중 7명이 효과를 보았고, 단 1명만이 효과가 없었습니다. 전체 유효율은 98.55%였습니다.

태양혈은 경외기혈로, 열을 식혀주고 화를 내리며, 시력을 밝게 해주고 통증을 멈추게 합니다. 아시혈(안와신경공 부위)을 더하면 진통 효과를 볼 수 있습니다.

2. 약시

흑룡강 가목사시 대학 이과 대학의 보고에 따르면, 파장이 650nm인 반도체 레이저를 사용하였습니다. 광섬유 출력 전력은 (1.5 ± 0.2)mW이고, 광반 직경은 2mm입니다. 청명혈, 승읍혈 등의 경혈을 조사하였으며, 각 경혈을 5분 동안 조사하였고, 에너지 밀도는 14.33J/cm²였습니다. 또한, 동공을 5분간 조사하였으며, 광반 직경은 24mm이고, 에너지 밀도는 0.0091J/cm²였습니다. 하루에 한 번 조사하였으며, 10번의 조사를 1회 치료과정으로 하였습니다. 3회 치료과정을 연속으로 관찰하였고, 총 99명의 6-16세의 시력이 0.02~0.4인 저시력 약시 아동을 대상으로 158개의 눈을 5m, 4m, 3m, 2m, 1m 단위로 검사하였습니다. 결과는 약시 치료가 횟수가 증가함에 따라 치료 효과가 뚜렷하게 나타났고, 이는 통계적으로 의미가 있음을 증명하였습니다.

3. 청소년 근시

유가(尤佳)의 보고에 따르면, He-Ne 레이저를 이용하여 청소년 근시 110명, 총 212개의 눈을 치료하였습니다. 출력은 1.5~2.5mW이고, 광반 직경은 1~1.5mm였습니다. 매번 두 개의 경혈을 선택하여, 흔히 청명(睛明), 사백(四白), 양백(阳白), 합곡(合谷) 등의 경혈을 선택하였습니다. 치료와 동시에 나쁜 독서 습관을 개선하고, 눈 건강 체조를 실시하였습니다. 치료 후 전체 유효율은 83%였습니다. 반면, 대조군(어떠한 치료도 하지 않은 그룹)의 전체 효과율은 36.67%였으며, 이는 통계적으로 유의미한 차이를 보였습니다.

4. 외안염

외안염, 예를 들어 안검연염(睑缘炎), 다래끼(睑腺炎, 맥립종), 콩다래끼(睑板腺囊肿, 선립종안검맥립종), 누낭염(急性泪囊炎), 심지어 수포성 각막염(疱疹性角膜炎) 등에도 적용할 수 있습니다. 그러나 약한 레이저의 용량과 시간, 그리고 파장에 주의해야 합니다. 레이저가 안구를 손상시키지 않도록 눈의 뒤쪽에 빛이 닿지 않게 해야 합니다. 적외선 레이저는 절대로 눈에 빛을 비추면 안 됩니다. 적외선 레이저를 예로 들면 CO_2 레이저와 반도체 레이저(810~830nm)가 그렇습니다.

레이저를 이용한 국부조사 및 경혈 조사 치료는 He-Ne 레이저나 반도체 레이저(630nm)의 1~5mW의 전력을 사용하여, 병변 부위에 10~15분 동안 레이저를 조사합니다. 하루에 한 번, 완전히 치유될 때까지 시행합니다. 만약 안검연염인 경우에는 국부적 레이저 조사에 더해 청명(睛明), 찬죽(攒竹), 동자료(瞳子髎) 경혈을 각각 5분 동안 레이저를 조사합니다. 양주시 병원에서는 이 방법으로 72명을 치료하였고, 총 유효율은 90%였습니다. 그 중에서 62명(86%)이 크게 효과를 보았고, 3명(4%)이 호전되었으며, 2명(3%)은 효과가 없었습니다. 5명(7%)은 치료를 중단하였습니다. 다래끼(맥립종)인 경우에는 국부조사에 더해 청명(睛明), 승읍(承泣), 동자료(瞳子髎), 합곡(合谷) 등의 경혈을 더하여 2~5회 치료하면 치유될 수 있습니다. 콩다래끼(선립종안검맥립종)은 단지 레이저 국부조사만으로 치료하며, 수포성 각막염은 He-Ne 레이저를 이용하여 병변 부위에 10~15분 동안 레이저를 조사합니다. 254병원에서는 이 방법으로 15명의 환자를 치료하였고, 유효율은 60%~70%였습니다.

유리체 탁화, 황반 천공, 황반 출혈, 중심성 장액성 망막병변, 각막반점, 백반 등에 대한 레이저 치료는 임상에서 보고된 바 있지만, 일반적이지는 않아 여기서는 일일이 설명하지 않겠습니다.

CHAPTER 10

제10장 • 이비인후과

1. 외이질환

외이도염(外耳道炎), 외이도 종기(外耳道疖), 귀 연골막염(耳软骨膜炎), 외이도 습진(外耳道湿疹) 등을 포함합니다. 이러한 질환은 4~20mW의 He-Ne 레이저나 반도체 레이저로 현지 조사를 하면 좋은 결과를 얻을 수 있습니다. 하루에 한 번, 각각 10~15분 동안 조사합니다.

귀 연골막염은 임상적으로 점액성과 고름성(화농성)의 2가지로 나눌 수 있으며, 점액성은 연골막의 무균성 염증 반응이며, 고름성은 세균 감염입니다. 일반적으로 25mW의 He-Ne 레이저나 반도체 레이저를 사용하여 조사하며, 한 번에 10~15분씩, 총 10회를 1회 치료 과정으로 합니다. 심양 157 병원과 주산시 제3인민병원은 각각 15명과 35명의 치료사례를 보도했으며, 점액이 많은 환자의 경우 부분 조직에서 점액을 빨아내고 압력을 가했습니다. 결과적으로 16~20회 레이저 치료 후 모두 치료되었습니다.

2. 분비성 중이염

고막실 내에서 혈청이 배어나와 축적되지만 점막에서는 염증 변화가 뚜렷하지 않으며, 침출된 액체에도 염증성 성분은 없습니다. 주요 원인은 인후통이 자극을 받아 점액샘이 증식하고 분비가 증가하기 때문입니다.

레이저를 이용한 고막 조사 치료는 먼저 고막을 천공하여 축적된 액체를 제거하고, 인후통 팽창 수술을 수행한 후, 20mW의 He-Ne 레이저나 반도체 레이저를 광학 섬유를 통해 외이도 내에 직접 삽입하여 고막을 조사합니다. 레이저의 파장은 632.8~650nm이며, 하루에 한 번, 한 번에 10~15분씩, 총 15회를 1회 치료과정으로 합니다.

안휘 의과대학에서는 88명의 분비성 중이염 환자를 치료하였는데, 그 중 48명(54.5%)이 완치되었고, 24명(27.3%)이 호전되었으며, 16명(18.2%)은 효과가 없었습니다.

3. 급성 화농성 중이염

급성 화농성 중이염은 화농성 세균이 고막실로 침입하여 발생하며, 주로 용혈성 연쇄구균에 의해 발생합니다. 이 세균은 매우 독성이 강하여 고막의 연조직과 뼈 조직을 심각하게 파괴하게 됩니다. 또한 황색포도상구균, 폐렴구균 등도 자주 발생합니다.

He-Ne 또는 반도체 레이저를 사용한 경혈조사 치료의 경우 레이저 파장은 632.8~650nm, 출력은 7~10mW입니다. 레이저 조사는 고막의 국부 조사 외에도 청회(聽會), 중저(中渚), 이풍(翳風), 구허(丘墟), 협계(俠溪), 족삼리(足三里) 등의 경혈을 추가로 사용합니다. 실증의 경우에는 태충(太衝)을, 허증의 경우에는 태계(太谿)을, 발열의 경우에는 곡지(曲池)를 추가로 사용합니다. 각 경혈에 대한 조사는 2분씩 진행하며 하루에 두 번 시행하다가 이후 하루에 한 번으로 변경하고, 10회가 한 치료 과정으로 합니다.

쉬저우 지역 병원에서 63명을 치료하였고, 그 중 47명의 51개 귀가 완치되었으며, 이는 74.6%의 완치율을 나타냅니다. 13명의 16개 귀는 호전되었고, 3명의 4개 귀는 무효로 판명되었습니다. 전반적으로 95.24%의 유효성이 확인되었습니다.

4. 카타르성 중이염

카타르성 중이염은 유스타키오관의 공기를 공급하는 기능이 장애를 일으켜 중이강 내부의 공기가 보충되지 않아 점차 부압을 형성하여 발생하는 질병입니다. 이러한 장애의 원인은 아데노이드의 비대, 종양이 유스타키오관 입구를 차단하거나, 기관지 감염으로 인해 발생할 수 있습니다.

He-Ne 또는 반도체 레이저를 사용한 국부 및 경혈 조사 치료는 레이저 파장이 632.8~650nm, 출력이 6mW로, 고막을 직접 조사하는 데 8~10분이 소요됩니다. 만일 인두염이나 비염이 병발하는 경우, 광섬유로 코와 인두를 5~10분 동안 조사할 수 있습니다. 또한 경혈 조사를 추가로 활용할 수 있는데, 예를 들어 귀 경혈, 청회(聽會) 또는 청궁(聽宮), 협차(頰車), 염천(廉泉), 영향(迎香), 풍지(風池), 합곡(合谷) 등의 경혈을 3~4분 동안 조사할 수 있습니다. 한 번에 2~4개의 경혈을 조사하고 하루에 한 번 진행하며, 6~12회가 1회 치료과정입니다.

신장(新疆) 이리 하사크 자치주 인민 병원에서 He-Ne 레이저로 104명의 환자를 치료하였으며, 그 중 66명(63.46%)이 완치되었고, 15명(14.42%)은 크게 호전되었으며, 18명(17.31%)은 개선되었고, 5명(4.81%)은 효과가 없었습니다. 급성염에 대한 효과는 더 좋았으며, 76명 중 61명(80.26%)이 완치되었습니다. 반면, 만성염이 있는 경우 28명 중 5명(17.86%)만 완치되었습니다. 질병의 경과가 짧을수록 효과가 좋습니다.

5. 메니에르병(막 미로 축수)

메니에르병은 내이의 비염증성 질환으로, 미로부의 부종, 혈관 경련, 출혈 등이 있습니다. 그 원인은 복잡하지만, 현재로서는 대부분 미로의 신경-혈관 장애로 인식되고 있습니다.

He-Ne 또는 반도체 레이저로 경혈을 조사하여 치료합니다. 레이저 파장은 632.8~650nm, 출력은 3~4mW, 각 경혈을 5분 동안 조사하며, 하루에 한 번, 10~15회가 1회 치료과정입니다. 사용하는 경혈은 내관(內關), 백회(百會), 안면(安眠), 족삼리(足三里), 청궁(聽宮), 풍지(風池), 대추(大椎)입니다. 또한 내이(內耳), 신(腎), 신문(神門), 피질(皮質), 심(心) 등의 경혈을 선택할 수도 있습니다.

채춘춘(蔡春春)의 보고에 따르면, He-Ne 레이저로 고막을 10분 동안 조사한 다음, 풍지(風池)와 협계(俠谿)혈을 각각 3분 동안 조사하였습니다. 총 39명의 환자를 치료하였으며, 그 중 36명이 완치되었고, 2명은 크게 호전되었으며, 1명은 효과가 없었습니다. 총 유효율은 97%였습니다. 대다수의 환자는 치료 1~2일 후에 효과를 볼 수 있었으며, 4개월에서 3년의 추적 조사에서 재발하지 않았습니다.

신경성 난청, 고막염, 외이도 결핵 등 다른 귀 질환에도 일정한 치료 효과가 있었습니다. 예를 들어, 시빙패(施炳培) 등의 보고에 따르면, 830nm의 반도체 레이저를 사용하여 신경성 난청을 치료하였습니다. 출력은 0~500mW로 연속 조정 가능하도록 하고, 광반 직경은 3mm입니다. 청궁(聽宮), 예풍(翳風)을 주 경혈로, 아문(啞門)과 상연천(上廉泉)을 보조 경혈로 사용하여 총 100명의 신경성 난청 환자(총 200개의 귀)를 치료하였습니다. 결과적으로,

기본적으로 174개의 귀가 완치되었으며, 총 유효율은 87%였습니다.

6. 안면신경마비(벨마비, Bell Palsy)

특발성 안면신경마비는 경유돌공 내의 안면신경의 비특이성 염증으로 인한 주변성 안면마비입니다. 그 원인은 알려져 있지 않으나, 바람과 추위, 바이러스 감염(예: 대상포진), 자율신경 기능 불안정 등의 요소로 인해 지역신경의 영양혈관이 경련을 일으키는 것으로 보입니다. 이로 인해 안면신경의 허혈 및 부종이 발생하며, 골성 안면신경관이 좁아짐으로 인해 안면신경이 압박을 받게 됩니다.

1. He-Ne 또는 반도체 레이저로 경혈을 조사하여 치료합니다. 레이저 파장은 632.8~650nm, 출력은 1.5~8mW로, 각 경혈을 5분 동안 조사하며, 하루에 한 번, 10회가 1회 치료과정입니다. 주름을 만들 수 없는 경우 양백(陽白)혈을, 안열(眼裂)이 확대되면 사백(四白)혈을, 구각괘사(입꼬리 틀어짐)에는 지창(地倉)혈을, 코를 찡그릴 수 없으면 영향(迎香)혈을 조사합니다.

안후이 합비 제3인민병원에서는 66명의 안면신경마비 환자를 치료하였으며, 그 중 벨마비 환자는 60명으로, 49명이 완치되었고, 15명이 호전되었으며, 2명은 효과가 없었습니다.

짜오웨이(趙偉) 등은 He-Ne 레이저로 조사하였으며, 출력은 4~8mW, 각 경혈을 10분 동안 조사하였습니다. 총 56명을 치료하였는데, 그 중 48명(85.7%)이 완치되었고, 6명(10.7%)이 크게 호전되었으며, 1명(1.8%)이 호전되었고, 1명(1.8%)은 효과가 없었습니다.

2. 반도체 레이저 치료: 갈륨비소 반도체 레이저로 치료를 진행하였는데, 평균 출력은 10mW, 최대 펄스 길이는 200ms, 10~15분 동안 조사하며, 10회를 1회 치료과정으로 합니다. 안면의 말초신경절의 총간과 그 분기 출구점

을 조사할 수 있을 뿐만 아니라, 경혈 조사도 가능하며, 방법은 He-Ne 레이저의 경혈 조사와 동일합니다.

또한 810nm의 적외선 반도체 레이저를 사용하여 위의 방법으로 조사할 수 있으며, 그 출력은 250~350mW로, 각 경혈을 3분 동안 조사하며, 매번 3~5개의 경혈을 선택합니다. 10회가 1회 치료과정입니다.

포두시 제3병원의 짜오웨이(趙偉) 등은 He-Ne 레이저와 전기침 치료를 병행하여 56명의 안면마비 환자를 치료하였습니다. 레이저 치료는 두 그룹으로 나누어 진행되었습니다. 첫 번째 그룹은 하관(下關), 찬죽(攢竹), 사죽공(絲竹空), 협거(頰車), 지창(地倉)을 주 경혈으로 하고, 합곡(合谷), 풍지(風池), 사백(四白)을 보조 경혈으로 사용하였습니다.

두 번째 그룹의 주 경혈은 익풍(翳風)(소산풍사(발한, 소풍 및 표피 효과가 있는 처방을 사용하여 풍사 증후군을 치료하는 치료법) 진통효과), 양백(陽白), 어요(魚腰), 지창(地倉), 협거(頰車)이며, 태충(太衝), 태양(太陽), 거료(巨髎), 승장(承漿)을 보조 경혈로 사용하였습니다.

두 그룹을 번갈아 사용하였으며, 매번 3~4개의 경혈을 선택하여 각 경혈을 10분 동안 조사하였습니다. He-Ne 레이저의 출력은 4~8mW, 광반 직경은 1.5~2mm, 10회가 1회 치료과정입니다.

치료 결과: 56명의 환자를 1~3회 치료과정으로 치료하였으며, 그 중 48명이 완치되었고, 이는 85.7%에 해당합니다. 또한, 6명이 크게 호전하였으며, 이는 10.7%에 해당합니다. 1명이 호전되었으며, 이는 1.8%에 해당하며, 1명이 효과가 없었으며, 이는 1.8%에 해당합니다. 총 유효율은 98%였습니다.

7. 얼굴근육 틱장애 (발작성 얼굴근육 경련)

발작성 얼굴근육 경련은 중국 의학에서 "얼굴경련" 범주에 속하며, 대부분은 기혈 부족, 간풍내동(肝风内动), 또는 풍한습락(风寒袭络)에서 기인한 것으로 여겨집니다. 현대 의학에서는 얼굴 신경의 이위 흥분 또는 유사 시냅스 전달이 얼굴 근육의 경련을 일으키는 것으로 여겨집니다. 일반적으로 진정제와 신경 영양제가 사용되지만 효과가 뚜렷하지 않습니다.

기림대학 제1병원의 Xiang Guojing 등은 총 120명의 발작성 얼굴근육 경련 환자를 치료하였는데, 이 중 레이저 경혈 조사 그룹 40명, 침술 그룹 40명, 약물 그룹 40명이었습니다.

레이저 경혈 조사 그룹은, 눈꺼풀과 눈 경련 환자를 위주로 양백, 태양, 사백혈을 선택하였고; 광대뼈 얼굴근육 경련이 주요 증상인 환자는 협차, 지창, 승장혈을 선택하였습니다. 전체 얼굴 근육 경련이 주요증상인 경우, 위의 경혈 중에서 적절한 혈을 선택하였고, 매회마다 4~7개의 경혈을 조사하였습니다. 레이저기는 He-Ne 레이저를 사용하였고, 출력은 30mW로, 각 경혈을 5~10분 조사하였습니다. 하루에 한 번, 10번이 1회 치료과정입니다.

침술 그룹은 레이저 경혈 조사 그룹과 같은 경혈을 선택하였고, 약물 그룹은 디페닐히단토인 나트륨 또는 카르바마제핀 및 비타민 B1, 비타민 B6, 비타민 B12 등의 약물을 사용하였습니다. 치료 결과는 표 10-1와 같습니다.

레이저 경혈 조사 그룹과 침술 그룹의 총 유효율을 약물 그룹과 비교할 때, 유의미한 차이가 있었으며 (P<0.05), 치료 그룹의 완치율은 침술 그룹과 비교할 때 유의미한 차이가 있었습니다 (P<0.05).

따라서, 레이저 경혈 조사 그룹의 완치율과 총 유효율은 모두 침술 그룹보다 우수하며, 침술 그룹은 약물 그룹보다 우수하다고 볼 수 있습니다.

경혈 선택은 진단에 따라 선택하며, 수족양명과 소양, 궐음경 중에서 얼굴 신경 경로 주변의 경혈에 레이저를 조사하여 치료하였습니다. 이는 기를 통하게 하고, 한기를 제거하고 근육을 이완시키며, 기혈과 음양을 조화시키는 데

표 10-1 세 그룹 치료 효과 비교

그룹	사례 수	완치 사례 (%)	명확한 효과 (%)	유효한 효과 (%)	무효 사례 (%)	유현율 (완전히 회복율) (%)	총 효과율 (%)
레이저 경혈조사 그룹	40	31 (77.5)	4 (10)	4 (10)	1 (2.5)	87.5	97.5
침 치료 그룹	40	12 (30.0)	8 (20)	16 (40)	4 (10)	50.0	90.0
약물 치료군	40	7 (17.5)	6 (15)	13 (32,5)	14 (35)	32.5	65.0

도움이 됩니다. 이를 통해 정맥의 기혈이 원활히 통하게 하여, 경근(12경맥의 부속부)이 영향을 받아 경련이 자연스럽게 회복될 수 있습니다.

8. 비인후 염증

비전정염, 코종기, 편도염, 앙기나(구협염) 및 후두염을 포함하며, 레이저 치료는 염증을 빠르게 흡수시키며, 치료 효과가 좋습니다.

He-Ne 또는 반도체 레이저를 이용한 국부 조사와 경혈 조사 치료는 레이저 파장이 632.8~650nm, 출력은 3~20mW이며, 10~15분 동안 조사하고 하루에 1회 진행합니다. 일반적으로 비전정염, 코종기는 3~4회 치료로 완치할 수 있습니다. 편도염은 레이저 조사 후 염증이 뚜렷하게 감소하고, клеменмьеВа은 10건의 편도염에서 한 쪽에만 레이저를 조사하고, 다른 한 쪽은 조사하지 않았으며, 하루에 한 번, 한 번에 5분 동안 조사했습니다. 5일 후 절제하니 병리학적으로 조사된 쪽이 조사되지 않은 쪽보다 병증이 가벼웠습니다. клеменмьеВа는 함몰성 여포성 앙기나(구협염)를 치료하며 명백한 진통 효과를 관찰할 수 있었으며 치료 과정을 단축하고 중독 증상을 줄일 수 있었습니다. 만성 후두염(성대소결절 및 염증, 용종 포함)의 레이저 치료를 위해 염천(벙어리와 실성증을 주로 치료)과 증음혈(갑상선 연골 함몰구, 실성과 벙어리를 주로 치료)에 국부적으로 혈자리에 조사하는 경우가 많습니다. 무한 의과대학에서 성대결절 치료의 유효율은 96.77%에 달할 수 있었습니다. 베이징서원중의병원은 성대 용종 및 용종 변형 125건을 치료했으며 유효율은 92.63%에 달할 수 있었습니다.

왕연분 보고에 따르면, 레이저 침술로 만성 비염을 치료하면서, 코 양쪽의 영향혈(迎香穴)을 가볍게 누르고, He-Ne 레이저 2mW로 총 90건을 치료하였습니다. 총 유효율은 96%이며, 그에 비해 비염강편(鼻炎康片, 중의약의 일종)을 섭취한 대조군은 치료 총 유효율이 77.5%에 불과했고, 통계학적 P<0.01로 유의미한 차이가 있습니다.

9. 알레르기성 비염

주로 젊은 사람들에게 나타나며, 질병을 유발하는 원인에는 실내 먼지, 깃털, 세균, 꽃가루 등이 있습니다. 주요 병리학적 변화는 비 점막의 부종과 호산성 과립구 침윤입니다.

He-Ne 또는 반도체 레이저를 이용한 경혈 조사 치료는 레이저 파장이 632.8~650nm, 출력은 1.5~6mW이며, 비강을 조사하고, 각 경혈을 5분 동안 조사합니다. 추가적으로 영향혈(迎香穴)과 인당혈(印堂穴)을 추가할 수 있습니다.

천진 중의원에서는 40mW의 He-Ne 레이저로 210명의 환자를 치료했는데, 그 중 98명이 완치되었고, 기본적으로 53명이 치료되었으며, 59명이 효과를 보여, 총 유효율은 100%였다. 이 중 40명은 1차 치료로 완치되었고, 58명은 2차 치료로 완치되었습니다.

상해 Jing'an 중심 병원 왕영의 보고에 따르면, 반도체 레이저를 사용하고, 레이저 파장은 801nm, 출력은 300mW로, 양쪽 비익과 영향혈(迎香穴)을 조사하고, 각 경혈을 5분 동안 조사하며, 5일을 1회 치료과정으로 하여 총 300명을 치료하였습니다. 치료 기간 동안 모든 약물 사용을 중단하였으며, 3개월 동안 관찰한 결과, 223명(74.3%)이 효과가 뚜렷하였고, 54명(18%)이 효과를 보였으며, 총 유효율은 92.3%였습니다.

10. 후각상실증

주로 다양한 비염, 부비동염, 감기 등으로 인해 후각 기능 장애를 유발합니다.

He-Ne 또는 반도체 레이저를 사용한 경혈 조사치료는 레이저 파장이 632.8~650nm, 출력이 5mW로, 매 경혈마다 5분 동안 조사하고, 하루에 한 번, 총 10번을 1회 치료과정으로 합니다. 사용하는 경혈은 '영향(迎香)', '상성(上星)', '소료(素髎)', '비통(鼻通)' 그리고 '열결(列缺)'입니다.

Qiao Yuzhen의 치료 결과를 보면, 100명의 환자 중에서 후각이 좋지 않은 경우 58명, 후각 상실이 있는 경우 42명이었는데, 치료 결과 효과가 뚜렷한 사람이 83명, 개선된 사람이 13명, 효과가 없는 사람이 4명이었습니다.

11. 돌발성 난청 및 이명

돌발성 난청 및 이명의 원인은 현재까지 명확하지 않으며, 그 발병 메커니즘은 아직 연구 중입니다. 일부 사람들은 내이 모세혈관의 경련, 부종, 색전증 등 일련의 미세 순환 장애가 병리학적 변화의 기초이며, 이는 달팽이관 모세포 손상의 결과라고 생각합니다.

복건 선유현 병원의 레이저과 Ye Mei Yun은 반도체 레이저와 약물을 결합한 치료로 돌발성 난청 및 이명 41례를 치료하고 좋은 결과를 얻었습니다. 파장 650nm의 반도체 레이저는 인체 조직에 깊게 침투하고, 그 조사는 내이의 모세혈관을 확장시키며, 투과성을 증가시키고, 국부적 혈액순환을 개선하고, 국부적 영양물질과 산소의 교환을 증가시킵니다. 또한 혈관 재생과 손상된 신경 조직의 회복을 촉진하고, 말초신경을 직접 자극하며, 생물학적 효소 활성을 활성화하여 신경 충동 전달을 가속화합니다. 조절을 통해 청각 전도 및 청각 중추 기능을 회복하고 청력을 회복하며 이명 발생을 억제합니다.

반도체 레이저 조사 치료는 레이저 파장이 650nm, 출력이 5~20mW로, 귀와 고막을 조사하며, 매번 각 귀에 대해 10분씩, 하루에 한 번, 10일을 1회 치료 과정으로 합니다. 계속 치료가 필요한 경우, 6일간 치료를 중단한 후 두 번째 치료 과정을 시작하며, 증상이 사라지고 청력이 회복될 때까지 계속합니다.

CHAPTER 11

제11장 • 치과

1. 턱관절 복합 증후군

병인은 복잡한데, 신경적 요인, 치아-턱관절의 장애, 과도한 입벌림, 직접적인 외상 등으로 관절, 근육, 인대의 균형이 맞지 않아 발생합니다. 현재 국부 근육 경련, 염증 및 교합의 불일치가 관련되어 있다고 여겨집니다.

1. He-Ne 또는 반도체 레이저로 혈을 조사하여 치료하는 방법은 레이저 파장 632.8~650nm, 출력은 ≥25mW이며, 각 혈을 6분 동안 조사하고, 매일 한 번, 6회를 1회 치료과정으로 합니다. 주요 혈자리로는 협거(颊车), 하관(下关), 예풍(翳风)을 선택합니다.

장비훈(张조勋) 보고에 따르면, He-Ne 레이저로 혈을 조사하여 턱관절 복합 증후군 30례를 치료하였으며, 출력 전력은 ≥25mW, 광반 직경은 1cm이었고, 협거(颊车), 하관(下关), 예풍(翳风)을 주요 혈자리로 선택하였습니다. 각 혈을 6분 동안 조사하였으며, 조사 전력은 9mW, 매일 한 번, 6회를 1

회 치료과정으로 했습니다.

치료 결과는 다음과 같습니다: 완치 20례(67%), 명확한 효과를 본 7례(23%), 호전된 2례(6%), 효과 없는 1례로, 총 효과율은 97%입니다.

협거(颊车)는 개폐, 이점, 활락진통(혈액을 활성화하고 풍을 제거하며 경락을 통하게하고 진통의 효과를 나타냄), 부기를 가라앉히는 기능이 있습니다; 하관(下关)은 소풍청열(체내 풍을 순환하고 열을 내림), 통관이규(뇌졸증 후 삼키지 장애환자를 치료, 오호흡 예방의 기능이 있음, 중국 석학민 박사의 이론) 기능이 있습니다; 예풍(翳风)은 산풍활락(체내 풍을 몰아내고 경락을 소통함), 총이계폐(기를 통하게 하여 귀를 열고 닫는다) 기능이 있습니다.

싱핑(邢平)은 특제 레이저 바늘을 하관(下关)혈에 찌르고, 침을 놓아 득기한 후 레이저를 레이저 바늘에 도입하여 조사하였습니다. 46명의 환자 중 39명이 완치되었고, 5명이 크게 효과가 있었으며, 2명이 호전되었습니다. 대조군 15명은 (페프라존 캡슐 복용) 8명이 완치되었고, 2명이 크게 효과가 있었고, 3명이 호전되었으며, 2명이 효과가 없었습니다.

2. 810nm의 반도체 레이저로 혈을 조사하여 치료하는 방법은 청궁(听宫), 하관(下关), 협거(颊车)와 아시혈(阿是穴)을 주요 혈자리로 선택하며, 이와 함께 삼음교(三阴交), 합곡(合谷), 태충(太冲)혈을 선택합니다.

3. CO_2 레이저 확장 조사는 경유돌공에 조사하며, 출력 밀도는 200~300mW/cm²이며, 매일 한 번, 매번 10분, 10회를 1회 치료과정으로 합니다.

양영(杨蓉) 등은 미세파, 초단파, 전력 주파수 자기장 치료 및 레이저로 턱관절 복합 증후군을 치료하였습니다.

레이저 출력은 80~160mW, 광반 직경은 3mm, 반도체 레이저 파장은 810nm이며, 청궁(听宫), 하관(下关), 협거(颊车)와 아시혈(阿是穴)을 주요 혈자리로 선택하였고, 삼음교(三阴交), 합곡(合谷), 태충(太冲)혈을 보조로 선택하였습니다. 결과적으로 레이저 그룹의 완치율은 49.12%, 총 유효율은 96.49%로, 다른 세 그룹보다 훨씬 높았습니다(P〈0.05).

2. 외상성 저작근 경련

김창시 제1인민병원의 갈우생(葛优生) 보고에 따르면, He-Ne 레이저로 혈을 조사하여 외상성 저작근 경련 50례를 치료하였습니다. 그 중 31례는 He-Ne 레이저만을 이용하여 조사하였으며, 출력은 10mW, 광반 직경은 3mm였고, 조사하는 혈은 하관(下关), 아시혈(阿是穴, 통증 민감점), S상결절(요골의 오목한 부분)입니다. 매일 한 번, 각각 10분씩 진행하였습니다. 또한, 다른 19례는 통합치료를 사용하였고, 레이저 외에도, 국부폐쇄, 중약열찜질, 침술, 항감염 등을 추가하였습니다. 두 그룹의 총 유효율은 모두 100%였습니다.

3. 재발성 구창

재발성 구창은 아프타 구내궤양이라고도 하며, 구강 점막 질환 중 가장 흔한 궤양성 손상입니다. 주기적인 발작 규칙이 있으며, 주로 입술, 볼, 혀, 연한 뺨 등에 많이 발생합니다.

He-Ne 또는 반도체 레이저로 국부 조사 치료를 진행하였으며, 레이저 파장은 632.8~650nm, 출력은 5~25mW로, 하루에 한 번 조사합니다. 이 방법은 항염진통 효과가 있으며, 점막의 성장과 조직 회복을 촉진하는 효과가 있습니다.

제4군사의과대학, 북의(北医) 제3병원 등에서 레이저 치료 효과를 입증하였으며, 치유율은 42%, 유효율은 80% 이상에 달했습니다. 산동 치박시 주촌구 인민병원에서는 233례를 치료하였고, 한 번의 치료로 통증이 완화되었으며, 1주일 내에 165례가 치유되었고, 68례가 호전되어 총 유효율은 100%였습니다.

러시아에서 He-Ne 레이저로 구내 궤양을 치료할 때 즉시 진통 효과가 있으며, 재발률이 눈에 띄게 감소함을 여러 차례 보고하였습니다.

4. 구강 점막 염증

구강점막염증은 치주막염, 잇몸염, 관주염, 구순염 등을 포함하며, 대부분은 세균 감염으로 인한 것입니다.

He-Ne 또는 반도체 레이저는 병변 부위를 조사하여 치료하는 데 사용되며, 레이저 파장은 632.8~650nm, 출력은 5~20mW로, 한 번에 10~15분씩 총 4~5회 조사합니다. 이렇게 하면 통증과 염증이 감소하거나 사라집니다.

Askarova는 레이저를 이용하여 60명의 치주염 환자를 치료하였습니다. 잇몸의 전면을 매일 한 번, 한 번에 5분씩, 총 10회를 1회 치료과정으로 진행하였습니다. 치료 후 이빨은 더욱 견고해졌으며, 1단계 치료 효과는 좋았지만, 2단계 치료 효과는 상대적으로 덜 좋았습니다. 모든 환자들의 씹는 압력이 증가하였고, 주로 잇몸 주머니 (염증주머니) 내의 미생물 수량이 감소하였으며, 백혈구의 포식능력이 향상되었습니다.

시안 제4군병원 대학에서 10명의 선천성 입술염 환자를 치료하였는데, 그 중 3명이 완치되었고, 5명이 개선되었으며, 2명의 건조하고 갈라진 상태는 변화가 없었습니다.

5. 건조와(발치와)

이 사례는 골손상 감염으로, 주로 아래턱 사랑니 매복치를 제거한 후에 발생합니다. 치아를 뽑은 후 혈액 덩어리가 떨어지거나 혈액 덩어리가 감염되어 치아 구멍이 비어 있게 됨으로써, 골질 표면에서 염증이 발생합니다.

He-Ne 또는 반도체 레이저를 사용하여 국부조사하여 치료하였으며, 레이저 파장은 632.8~650nm, 출력은 3~4mW로, 하루에 한 번, 한 번에 10~15분, 3번 조사하니 통증이 사라지고, 상처 부위의 살이 빨리 자라났습니다.

6. 편평태선과 경구백반증

편평태선은 구강 점막의 만성 표면 비감염성 염증으로, 원인을 알 수 없는 만성 잠복 염증의 각화성 병변입니다. 점막이 충혈되고, 병변 부위에 궤양이나 수포가 나타납니다. 구강 점막의 백반증은 백색의 종이같이 주름진, 사마귀 모양 또는 과립모양으로 나타나며, 일반적으로 암 발생 전 병변으로 여겨집니다. 현재로서는 이런 질병들이 자가면역 및 심리 요인과 관련이 있을 가능성이 높다고 여겨지며, 두 질병 모두 주로 볼 점막에서 발생하지만, 혀, 입술, 구개 등 부위에서도 발생할 수 있습니다

He-Ne 또는 반도체 레이저를 사용하여 병변 지역을 조사하여 치료하였으며, 레이저 파장은 632.8~650nm, 전력 밀도는 50mW/cm²로, 보조 치료로 삼아 사용할 수 있습니다. 하루에 한 번, 한 번에 10분, 총 10회가 1회 치료과정으로 합니다. 백반증은 고전력 레이저를 사용하여 제거하는 것이 가장 좋습니다.

다통시 제5인민병원에서는 830nm의 반도체 레이저 도광봉을 사용하고, 출력 전력은 240~320mW, 각 조사는 5~10분, 하루에 한 번, 총 5~8회를 1회 치료과정으로 합니다. 미란성 편펴태선을 6건 치료하였는데, 그 중 3건이 크게 효과가 있었고, 2건이 효과가 있었으며, 1건은 효과가 없었습니다.

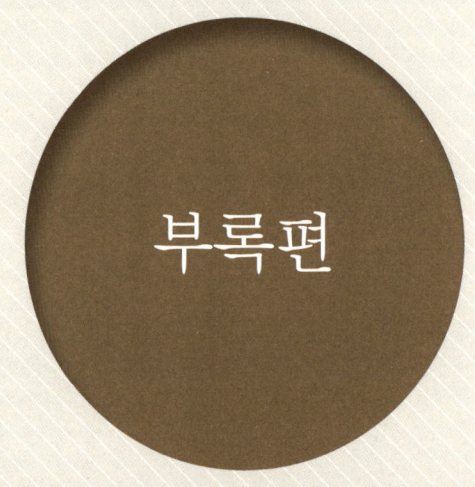

부록편

부록 A 저주파 전기요법

부록 B 일반적으로 사용되는 경혈 소개

부록 C 색상별 레이저 효과 및 적용분야.

부록 A • 저주파 전기요법

1. 정의

의학에서는 1000Hz 이하의 펄스 전류를 저주파 전류라고 부르며, 이를 이용한 치료 방법을 저주파 전기요법이라고 합니다.

2. 저주파 전기요법의 특징

1. 모두 몇 mA에서 수십 밀리암페어까지의 저주파 소전류로, 전압은 100V 미만입니다.

2. 전류는 전해 작용이 명확하지 않거나 전혀 없으며, 이 부분은 직류 전류와는 다릅니다.

3. 감각 신경과 운동 신경에 모두 뚜렷한 자극 작용이 있습니다.

(1) 운동 신경에 대해: 1~10Hz의 주파수는 근육의 단일 수축을 일으킬 수 있습니다. 20~30Hz 주파수는 근육의 불완전한 경직 수축을 일으킬 수 있습

니다. 40~50Hz의 주파수는 근육의 완전한 경직 수축을 야기할 수 있으며, 경직 수축력은 단일 수축력보다 4배 더 큽니다.

(2) 감각 신경에 대해: 50Hz 이상의 주파수는 명확한 진동 감각을 일으킬 수 있습니다. 100Hz 정도의 주파수는 통증 완화와 진정 효과를 낼 수 있습니다.

(3) 자율 신경에 대해: 10~10Hz의 주파수는 교감 신경을 흥분시킬 수 있습니다. 10~50Hz의 주파수는 미주신경을 흥분시킬 수 있습니다. 저주파 전기요법의 주요 역할 중 하나는 신경 근육 조직을 흥분시키는 것이며, 1000Hz 미만의 주파수와 1ms 이상의 간격을 가진 자극만이 운동 반응을 일으킬 수 있습니다.

4. 뚜렷한 열 효과가 없습니다.

3. 저주파 전류의 분류

1. 파형에 따라 삼각파, 방형파, 사다리꼴파, 사인(Sin)파 등을 포함합니다. (그림 A-1).

그림 A-1 저주파 전류의 유형

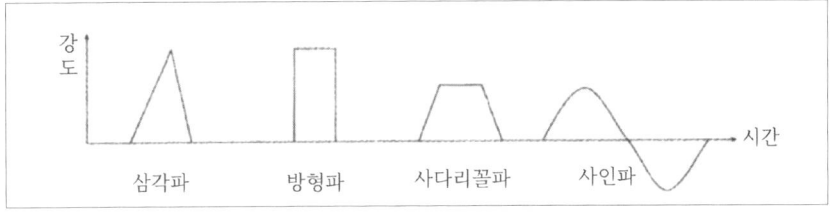

2. 조절 여부에 따라 조절형과 비조절형으로 나눌 수 있습니다. 펄스 전류는 조절할 수 있는데, 일반적인 방식은 진폭 조절, 페이즈 조절, 파동폭 조절, 주파수 조절 등이 있습니다. (그림 A-2)

그림 A-2 조절형 저주파전기

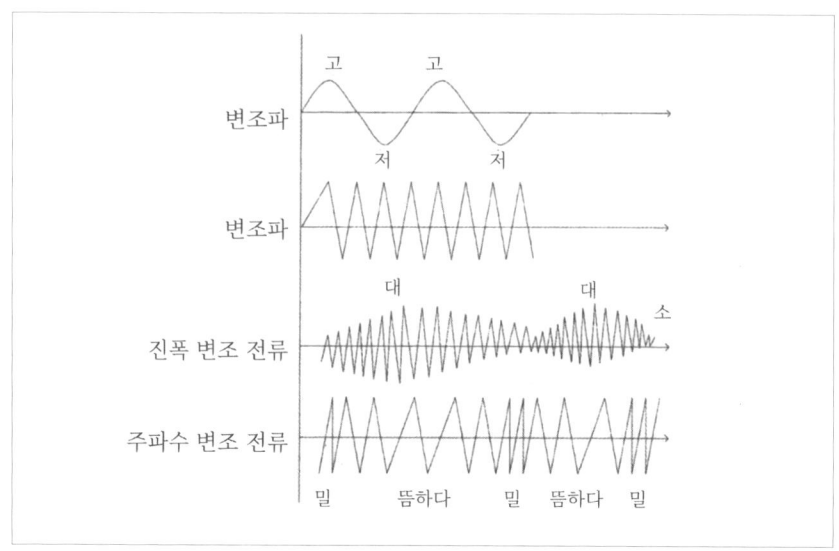

3. 전류의 방향에 따라 단방향과 양방향으로 분류할 수 있으며, 양방향은 다시 대칭 양방향파와 비대칭 양방향파로 나눌 수 있습니다.

혈이통(血昜通) 레이저 치료기의 저주파 펄스 전류는 양방향 대칭적인 방형파(이하 그림 A-3)를 사용합니다.

그림 A-3 양방향 전류

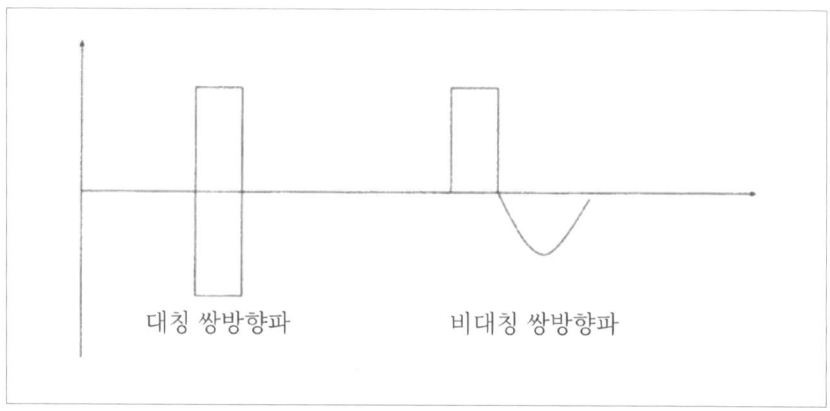

4. 저주파 전류가 인체에 미치는 효과 및 임상적 의미

저주파 전류가 인체에 미치는 작용은 흥분 신경 근육 조직을 자극하고, 국부적인 혈액 순환을 개선하며, 염증을 없애고 통증을 완화하며, 상처를 치유하고, 수면을 유도하며, 골절을 치료하는 것입니다.

1. 신경 근육 조직을 흥분시키는 데는 지속적으로 변화하는 저주파 전류가 필요합니다. 인체의 세포 조직이 전류 자극을 받으면 이온의 투과성이 변하고, 세포 내외의 극성에 변화가 발생합니다. 극성이 극화에서 비극화로 바뀌었다가 다시 극화로 회복되며, 이런 빠른 전위 변화를 동작 전위라고 합니다. 특정 영역에서 생성된 동작 전위는 인접한 세포의 비극화를 유발하고, 이로 인해 새로운 동작 전위가 생성됩니다. 이런 방식으로 동작 전위가 전달되는 것을 '흥분성 전달'이라고 합니다. 신경 섬유에서는 유수신경의 흥분성 전달은 무수신경보다 빠르며, 굵은 섬유의 전달이 가는 섬유보다 빠릅니다. 정상적인 신경을 제어하는 근육은 전기 자극을 주로 신경 섬유로부터 받아, 이후 흥분이 신경-근육 접합부를 통해 근육으로 전달되어 근육이 수축합니다. 따라서 임상 적용에서 뇌성마비로 인한 상하체 근육 마비, 근육 위축 또는 안면신경 마비, 정중신경 마비 등으로 인한 근육위축은 저주파 전류 치료를 사용하여 신경 흥분을 촉진하고, 마비된 사지의 회복을 촉진하며, 근육 위축과 변성의 발달을 지연시키고, 기능 회복을 촉진하며, 특히 관절의 움직임을 증가시키고 유지하고, 근육이 탈수되어 전해질과 효소 시스템이 파괴되는 것을 방지할 수 있습니다.

2. 국부 혈액 순환이 개선되는 이유는 저주파 펄스 전류가 혈관 수축신경을 직접 자극하여 혈관을 확장시키고, 저주파 전류가 운동신경을 자극하여 근육이 수축하는 데 있습니다. 이는 근육이 리듬적으로 수축하고 이완하면서 "펌프" 역할을 수행하여 혈액과 림프액의 순환과 환류(되돌아옴)를 촉진합니다.

국부적인 혈액 순환 개선은 다음과 같은 요인들과 관련이 있습니다.

(1) 축삭돌기 반사: 저주파 전류가 인체 피부에 작용하면, 전기 자극이 후각신경을 통해 척수 뒤쪽으로 전달되고, 흥분이 전달되어 피부의 소동맥을 확장시키며, 피부가 미만성 충혈이 나타나고 붉게 변합니다.

(2) 3중 반응: ① 저주파 전류는 직접 자극하여 소동맥을 확장시킵니다. ② 축삭돌기 반사를 통해 소동맥을 반사적 확장을 야기합니다. ③ 저주파 전류가 피부를 자극하면 히스타민을 방출하여 모세혈관을 확장시킵니다. 이로 인해 치료 후 약간의 시간이 지나면 피부 충혈 반응이 나타납니다.

(3) 저주파 전류는 근육을 자극하여 율동성 수축운동이 일어나고, 운동활동 후에 생성되는 대사 산물들(예: 젖산, ADP, ATP 등)은 모두 혈관을 강력하게 확장시키는 작용을 하여 근육 조직의 혈액 공급을 개선합니다.

(4) 저주파 전류는 신경(특히 감각 신경)을 자극하여 P물질과 아세틸콜린 등의 물질을 소량 방출시켜 혈관 확장 반응을 일으킵니다.

(5) 자율신경 작용: 저주파 전류는 교감신경을 자극하여 교감신경을 억제하고 혈관을 확장시킵니다. 예를 들어, 역동 전류(Diadynamic current)가 경부 교감신경절에 작용하면 전완 피부 혈관이 확장되며, 저주파 전류가 경부 교감신경절에 작용하고 혈압이 감소합니다. 1~10Hz의 주파수는 교감신경을 자극하며, 10~50Hz의 주파수는 부교감신경을 자극합니다.

3. 소염진통 작용: 저주파 전류의 진통 효과는 명확하며, 그 작용 메커니즘은 다음과 같이 설명됩니다.

(1) 관문조절 시스템: 20세기 60년대 Melzack과 Wall은 게이트 제어 이론을 제시했습니다. 이 이론은 교양질 세포(SG)의 신경원이 중요한 관문 기능을 발휘하고, 국한성 조절 신경망은 기본적으로 구심신경세포인 A섬유와 C섬유, 후각뉴런(T세포), 교양질 억제성 개재뉴런(SG세포)로 구성되어 있다고

주장합니다. A섬유와 C섬유의 전달은 모두 T세포를 활성화시키지만, SG세포에 대한 작용은 반대입니다. A섬유 전달은 SG세포를 흥분시키고, C섬유 전달은 SG세포를 억제하며, SG세포는 T세포를 억제합니다. 따라서 손상성 자극이 C섬유를 흥분시킬 때, SG세포는 억제되고, T세포의 억제는 해제되며, 게이트는 열립니다. 저주파 전기자극이 A섬유(굵은 섬유)를 흥분시킬 때, SG세포가 흥분되어 SG세포가 강화되고 T세포를 억제하면, 게이트는 닫히고, 손상성 정보의 상위 중추로의 전달이 감소하거나 막히게 되며, 고통이 완화되거나 진통이 이루어집니다. 이 이론은 많은 실험 및 임상 자료에 의해 입증되었습니다. (그림 A-4)

그림A-4 관문조절설

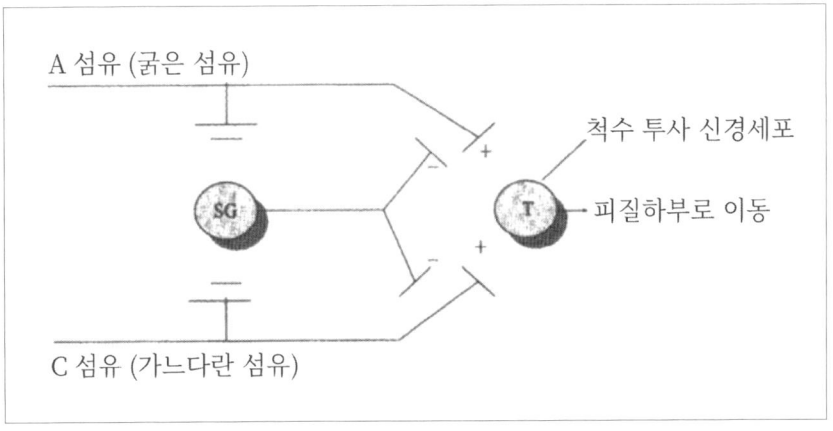

(2) y-유도 아미노산(GABA) 능동 뉴런(억제성 뉴런)의 조절 작용: 저주파 펄스 치료시, GABA 뉴런이 흥분되어 GABA 수용체가 활성화되며, Ca^{2+}채널이 닫히면서 C입력 섬유의 정보 전달이 억제됩니다.

(3) 오피오이드 펩티드 능동뉴런의 조절 작용: SG에는 다량의 엔도르핀 능동 중간 뉴런과 다이놀핀 능동 중간 뉴런 및 오피오이드 펩타이드 수용체가

존재하며, 이는 상해성 C 입력섬유의 분포 고점과 겹칩니다. 오피오이드 펩타이드는 Ca^{2+}통로를 닫아 C 섬유에 시냅스가 발생하기 전 억제하고, P 물질과 글루타민산을 방출하여, 통각뉴런의 활동을 억제하고, 1차 뉴런에서 2차 뉴런으로의 손상자극 전달을 억제하며, 척수후각뉴런의 K^+ 전도도를 증가를 통해 막을 과분극시키고, 접촉 후 억제합니다.

(4) 위의 관문조절설 외에도 다음과 같은 가설이 있습니다: ① 피질 간섭 가설: 이 가설에 따르면, 저주파 전기 치료시, 전기 자극 충동과 통증 충동이 동시에 피질 감각 구역으로 전달되어, 그 곳에서 간섭이 발생하여 통각을 약화하거나 감추게 됩니다. ② 마스킹 효과 가설: 일정한 주파수의 저~중주파 전류는 편안한 떨림감과 근육의 떨림을 유발하며, 이로 인해 AB 섬유(굵은 섬유)가 흥분되어 마스킹 효과를 생성하여 통증을 완화합니다. ③ 체액 메커니즘. 저주파 펄스 전류가 인체에 작용하면, 인체 신경계는 내인성 모르핀 물질(엔케팔린, 엔도르핀)을 방출하고, 또한 뇌에서의 5-HT 농도를 높이고, 뇌 속에 GABA 함량을 증가시켜 전기 자극의 진통 메커니즘에 참여합니다. 엔케팔린은 3~4분동안 통증을 완화할 수 있으며, 엔도르핀은 3~4시간 동안 지속될 수 있습니다. 주파수가 1~4Hz인 저주파 전류의 경우, 통증 완화 효과는 느리지만, 지속 시간이 길고, 주파수가 30Hz 이상으로 높아지면, 통증 완화 효과는 빠르지만 지속 효과는 짧습니다. 따라서 2가지 주파수를 혼합한 치료가 더 효과적입니다.

저주파 치료법은 급성 염증에는 뚜렷한 효과가 없지만, 특이성이 없는 만성 염증에는 일정한 치료 효과가 있습니다. 이는 저주파 펄스 전류의 통증 완화와 혈액 순환 개선의 종합 효과에 의한 치료 효과입니다.

1. 진정 및 수면 유도 작용은 전류의 반복적이고 단조로운 자극이 대뇌피질의 일반적인 억제를 유발하기 때문이며, 전류는 망상 구조 중 각성 중추를

억제합니다.

2. 골절 치유 및 상처 치유 촉진: 이는 주로 저주파 전기 치료법 중 피부 전기 자극 신경 치료법(TENS)과 고전압 펄스 전기 치료법(HVPC)을 이용합니다.

(1) TENS의 사용 주파수는 1~150Hz(조정 가능), 펄스 폭은 0.04~0.3ms(조정 가능)이며, 그 작용은 다양한 통증에 대한 진통 효과가 좋습니다. 예를 들어 수술 후 절개부 통증, 정형 외과 통증(발목 삔, 견주위염, 허리 등 통증), 산부인과 통증(출산 후 허리 통증, 생리통), 턱 안면부 통증(치통), 내장통(쓸개 돌통증, 신장 통증), 신경통(삼차신경통, 대상포진 후 신경통), 두통 등입니다. 통증 외에도 골절 상처의 치유를 촉진할 수 있습니다. 안정적인 상태의 협심증 환자에게 TENS를 사용하면 협심증 발작 횟수를 줄이고, 니트로글리세린에 대한 의존성을 줄이며, 심장 기능을 개선할 수 있습니다.

(2) HVPC의 특징은 고전압이며, 피크 전류 전압은 500V, 피크 전류는 2000~2500mA에 달하며, 펄스 폭은 5~65μs, 펄스 주파수는 1~150Hz입니다. 주로 피부 상처 치유를 촉진하는 데 작용하며(예: 당뇨병성 피부 궤양 등, 급성 표면적 통증), 동상성 혈전성 혈관염에 대해서도 좋은 효과가 있습니다.

5. 저주파 펄스 전류의 치료 방법

1. 국부 치료

(1) 통점 치료: 전극을 통증 부위에 놓고, 다른 전극을 병변 주변에 놓습니다.

(2) 혈관이나 신경줄기(신경간)에 따른 치료: 한 전극을 환부에 놓고, 다른 전극을 혈관이나 신경 줄기의 경로에 놓습니다.

(3) 교감 신경절 또는 신경근 치료: 전극을 신경 줄기나 신경근의 투영 부

위에 놓습니다.

(4) 근육 자극: 전극을 근육의 시작점과 종료점에 놓거나, 근육의 양 측면에 놓습니다.

2. 반사구 치료: 피부의 특정 영역을 자극하여 내장기관의 반응을 유도하고, 치료 목적을 달성할 수 있습니다. 이러한 치료법을 피부 내장 반사 치료법이라고 합니다.

(1) 척수에서 뻗어나오는 척추신경근의 각 부분은 일정 범위의 피부, 근육, 내장을 관리합니다. 각 부분의 감각신경섬유가 지배하는 피부 영역을 '피부절'이라고 합니다. 해당 피부절 분포와 체표 표시를 다음 A-1과 같이 나열하였습니다.

부록 A-1 척수 피부절의 체표 분포

후두부	C2	유두	T4	앞 허벅지 중부	L2
목	C3	갈비뼈 하연	T6	무릎	L4-5
어깨	C4-5	상복부	T7-8	종아리 안쪽	L4
엄지	C6	중복부	T9-10	종아리 바깥쪽	L5
검지	C7	배꼽	T10	뒤꿈치	S1
중지	C8	하복부	T11-12	외생식기	S4
새끼손가락	T1	서혜부	L1	항문	S4

| 흉골각 | T2 | 앞 허벅지 상부 | L1 | | |

참고: T1-5는 가슴 부위 기관의 중요한 피부신경분절이며, T6, T7, T8은 복부 내장과 관련된 중요한 피부신경분절입니다.

(2) 내장의 신경 지배: 주로 자율 신경(교감신경과 부교감신경)이 전달신경 섬유와 감각신경 섬유 역할을 한다 (별표 A-2).

부록 A-2 내장의 자율 신경 분포

심장	T1-5	간, 담, 복부, 위	T6-9	신장	T11-L2
기관지, 폐	T1-5	소장	T11-L2	방광	L1-3, S2-4
수뇨관	L1-2	직장	L1-3, S2-4		
자궁	L1-3, S2-4	결장	T11-12		

참고: C는 경추를, T는 흉추를, L은 요추를, S는 천골을 나타냅니다.

(3) 피부와 내장의 신경 연결: 피부의 감각 신경 섬유와 내장의 자율신경은 같은 척수구간 내에서 연결되어, 통증과 알레르기와 같은 내장병변을 피부에 반영할 수 있습니다. 피부 변화도 내장에 영향을 미칠 수 있으며 저주파 전기 요법은 피부 온도를 상승시켜 관절의 혈관 확장을 유발할 수 있으므로 피부를 통해 내장 질환의 치료 목적을 달성할 수 있습니다. 예를 들어 심장의 피부 내장 반응 영역은 주로 T3 영역과 T5 영역 사이에, 위의 피부 내장 반응 영역은

주로 T3 영역과 T9 영역 사이에, 신장의 피부 내장 반응 영역은 주로 T10 영역과 T12 영역 사이에 있으며, 간과 담낭의 피부 내장 반응 영역은 주로 T8 영역과 T10 영역 사이에 있습니다. 따라서 저주파 펄스 전기 치료를 사용할 때, 전극을 상응하는 부위에 분할하여 놓을 수 있습니다.

3. 경락 경혈 치료법은 1~1000Hz의 전류를 경락 또는 경혈에 적용하는 치료법입니다. 중의학의 경락은 인체에서 기혈의 흐름망을 형성하며, 기혈의 막힘이 통증이나 질병을 야기하고, 기혈의 흐름은 혈을 따라 저주파 전기 치료법을 시행함으로써 치료 목적을 달성할 수 있습니다.

중의학의 "허는 부족함", "실은 과함", "허하면 보(補)하고, 실하면 사(洩)한다"는 이론에 따라, 경혈 저주파 전기 치료법을 적용할 때, 즉 흥분성이 낮아지거나, 마비 등의 질병을 치료할 때는 "보(補)"하거나, 흥분시키는 방법을 사용하며 흥분성이 높아지거나, 알레르기, 과민 등의 질병을 치료할 때는 "사(洩)"하거나, 진정시키는 방법을 사용해야 합니다. 저주파 전기 치료법을 결합하여 "보(補)" 또는 "사(洩)"를 할 때, 다음 사항에 주의해야 합니다.

(1) 자극 용량: 약한 자극은 "보", 초강력 자극은 "사".

(2) 자극 시간: 짧은 시간은 "보", 긴 시간은 "사", 짧은 시간은 5~15분, 긴 시간은 16~30분을 의미합니다.

(3) 전극 극성: 음극은 "보", 양극은 "사", 이는 저주파 전기의 음극이 흥분 작용을 가지고, 양극이 진정 작용을 가지기 때문입니다.

(4) 전류 방향: 경락의 방향에 따르면 "보", 경락의 방향에 맞서면 "사". 저주파 전류의 흐름은 양극에서 음극으로 설정합니다.

(5) 펄스 주파수: 주파수가 낮으면 "보", 주파수가 높으면 "사", 이는 다른 주파수의 전류는 감각 신경 자극에 다른 영향을 미치기 때문이며, 주파수가

500Hz 이상이면 자극 작용이 약하고, 10~200Hz이면 자극 작용이 비교적 강합니다.

6. 저주파 펄스 전기 요법의 적응증

저주파 전기 치료는 신경 근육에 흥분작용을 하고, 통증을 완화시키며, 혈액 순환을 개선하고, 진정 최면 효과를 가지기 때문에 적응증 적용 범위가 매우 넓습니다.

1. 불활성 근위축성 뇌혈관 질환 후 근육위축, 편마비, 단마비, 하반신 마비 및 사지 마비, 말초신경병증으로 인한 안면신경 마비, 좌골신경통으로 인한 근육 위축 및 경골/비골 신경마비 등이 있습니다.

2. 장 유착과 같은 근육과 주변 조직의 유착을 방지합니다.

3. 통증질환은 후두신경통, 삼차신경통, 늑간신경통, 청신경통, 신경근염, 좌골신경통 등입니다.

4. 만성 비특이적 염증인 오십견, 퇴행성 골성 관절염, 류머티즘성 관절염, 상완 이두근 건초염, 턱관절 기능 장애, 경추증, 허리 디스크 등이 있습니다.

5. 근육손상 및 수술 후 타박상, 염좌, 골절 후유증, 허리근육 손상 등의 증상

6. 신경쇠약, 불면증 등과 같은 진정 효과

7. 파킨슨병, 노인 혈관성 치매, 인지장애 등.

8. Raynaud 증후군 등 혈액 순환 불량 질환.

7. 저주파 전기요법의 금기증

구체적으로는 전극을 경동맥동 부위에 놓는 것을 피해야 합니다. 아래 환자들은 사용시 주의를 요합니다. ① 심장박동기가 있는 환자 ② 피부 손상

이 있거나 국부 병변이 있는 환자 ③ 뇌혈관질환 급성발작 환자 ④ 간질환자 ⑤ 전류에 알레르기가 있거나 전류를 견딜 수 없는 사람 ⑥ 심각한 심부전이나 부정맥이 있는 사람 ⑦ 전신종양 전이자 ⑧ 출혈성 질환이 있는 환자 등입니다.

부록 B · 자주 사용되는 경혈 간단 소개

1. 고지혈증

[내관혈(內关穴)] 손바닥 옆 손목 가로줄 위쪽 2인치, 두 힘줄 사이(그림 B-1).

[족삼리혈(足三里穴)] 무릎 아래 3인치, 경골 바깥쪽 1횡지거리(그림 B-1).

[삼음교혈(三阴交穴)] 복사뼈 위쪽 3인치, 경골 후연(그림 B-2).

2. 과점조증후군

[부돌혈(扶突穴)] 결후 양 옆 3촌, 흉골유돌근의 흉골두와 쇄골두 사이에 위치함(그림 B-3).

3. 불면증

[안면혈(安眠穴)] 풍지혈과 예풍혈 연결선 중점의 유돌 뒤쪽 아래 가장자

리(그림 B-4).

[신문혈(神门穴)] 손목 측면 가로주름 척측 끝, 척측수근굴근(손목굽힘근) 힘줄의 요측 오목한 부위(그림 B-4).

[삼음교혈(三阴交穴)] "1. 고지혈증" (그림 B-2).

[풍지혈(风池穴)] 목 뒤 양쪽 침골 아래, 흉골유독근과 사방근 상단 사이 오목한 곳(그림 B-4).

[태양혈(太阳穴)] 눈가와 외안각 연결선 중점에서 뒤쪽으로 약 1인치 오목한 곳(그림 B-4).

4. 경도 인지 장애 (MCI) - 건망증

[신문혈(神门穴)] "3. 불면증"(그림 B-4).

[삼음교혈(三阴交穴)] "1. 고지혈증"(그림 B-2).

[족삼리혈(足三里穴)] "1. 고지혈증"(그림 B-1).

[심수혈(心俞穴)] 는 등부위 5번째 흉추돌기 아래쪽, 양옆 1.5인치(그림 B-5).

[신수혈(肾俞穴)] 는 2번째 요추돌기 아래쪽, 양옆 1.5인치(그림 B-5).

5. 알츠하이머병(AD)

[백회혈(百会穴)] 뒷머리카락 시작점에서 7인치 위(그림 B-6).

[대추혈(大椎穴)] 제7경추돌기 아래(그림 B-7).

6. 파킨슨병(PD)

[간수혈(肝俞穴)] 등 부위 제9흉추돌기 아래, 양옆으로 1.5인치(그림 B-5).

[신수혈(肾俞穴)] "4. 경도 인지 장애" 참조(그림 B-5).

[비수혈(脾俞穴)] 등 부위 제11흉추돌기 아래, 양옆으로 1.5인치(그림 B-5).

[합곡혈(合谷穴)] 손가락 1, 2번 장골사이 검지쪽에 가까운 측면(그림 B-8).

[양릉천혈(阳陵泉穴)] 종아리 바깥쪽 상단, 종아리뼈 머리 아래의 움푹한 곳(그림 B-9).

[풍륭혈(丰隆穴)] 바깥 복사뼈 끝 위로 8인치, 조구혈 바깥쪽 1인치(그림 B-1).

[족삼리혈(足三里穴)] "1. 고지혈증" (그림 B-1).

[위중혈(委中穴)] 오금 가로주름의 중심점(그림 B-10).

[곡택혈(曲泽穴)] 팔꿈치 가운데, 이두근 굴근 척측연(그림 B-11).

7. 편두통

[풍지혈(风池穴)] 참조 "3. 불면증"(그림 B-4).

[열결혈(列缺穴)] 요골 돌출부 위쪽, 손목 가로주름 위 1.5인치(그림 B-12).

[부돌혈(扶突穴)] 참조 "2. 고점혈증"(그림 B-3).

[태양혈(太阳穴)] 참조 "3. 불면증"(그림 B-4).

8. 뇌혈관 사고 후유증 (뇌졸중 후유증)

1. 언어 장애

[염천혈(廉泉穴)] 목 정중앙, 설골체 상연 오목한 곳

[아문혈(哑门穴)] 목 뒤 정중앙, 1번 경추와 2번 경추 뼈돌출 사이

2. 상지 활동 장애

[대추혈(大椎穴)] "5. 알츠하이머병"

[신주혈(身柱穴)] 3, 4번 흉추 뼈돌출 사이

[곡지혈(曲池穴)] 팔꿈치를 직각으로 구부렸을 때, 팔꿈치 횡문두와 외측 고골 사이 중앙

[합곡혈(合谷穴)] "6. 파킨슨병"

[외관혈(外关穴)] 손목 뒷면 수평선 위 2인치, 요골과 측골 사이

3. 하지 활동 장애

[환도혈(环跳穴)] 측 누워 무릎을 구부렸을 때, 대퇴골 대회전점과 천골열공 이음선 바깥 1/3과 안쪽 1/3 교차점

[풍시혈(风市穴)] 허벅지 외쪽 정중앙, 수평선 위 7인치

[족삼리혈(足三里穴)] "1. 고지혈증"

[해계혈(解溪穴)] 발등쪽 발목 앞쪽 수평선 중앙과 바깥쪽 발목 뾰족한 부분이 수평선과 맞닿은 곳, 두 근포 사이 오목한 곳

[흉종혈(悬钟穴)] 종아리 외쪽, 발바깥쪽 뾰족한 부분 위 3인치, 종골 앞쪽 가장자리 부근. 입술, 눈꺼풀 치수가 기울어진 경우 지처, 혈차, 영향, 하관, 사백, 양백 등의 혈을 더할 수 있습니다. 배뇨, 배변 실금이 있는 경우 관원, 기해, 중극, 삼음교, 대장유 등의 혈을 더할 수 있습니다.

9. 고혈압

[곡지혈(曲池穴)] "8. 뇌혈관 사고 후유증"(그림 B-15).

[혈압점(血压点)] 6번 경추 돌기 아래 양옆으로 2인치 떨어진 곳(그림 B-18).

[용천혈(涌泉穴)] 발바닥 앞 1/3과 중간 1/3의 연결구, 발바닥 중앙 앞쪽의 움푹한 곳, 제2, 3척골 사이(그림 B-18).

[내관혈(内关穴)] "1. 고지혈증"(그림 B-1).

10. 관심병(관상동맥성심질환)
[내관혈(内关穴)] "1. 고지혈증"(그림 B-1).
[심수혈(心俞穴)] "4. 경도인지장애"(그림 B-5).
[궐음수혈(厥阴俞穴)] 제4흉추 돌기 아래 양옆으로 평행하게 1.5인치 떨어진 곳(그림 B-5).
[단중혈(膻中穴)] 전정중선에 평행한 제4늑간(그림 B-19).

11. 기관지 천식
[폐수혈(肺俞穴)] 제3흉추 돌기 아래 양옆으로 평행하게 1.5인치 떨어진 곳(그림 B-5).
[천돌혈(天突穴)] 흉골병 반달 모양의 절개부 중앙 상연 오목한 곳(그림 B-19).
[단중혈(膻中穴)] "10. 관심병"(그림 B-19).
[정천혈(定喘穴)] 제7경추 돌기 아래쪽 양옆으로 평행하게 0.5인치 떨어진 곳(그림 B-5).

12. 당뇨병
[이수혈(胰俞穴)] 제8흉추 돌기 아래쪽 양옆으로 평행하게 1.5인치 떨어진 곳 (그림 B-5).
[팔추하혈(八椎下穴)] 제8흉추 돌기 아래(그림 B-5).
[비수혈(脾俞穴)] "6. 파킨슨병"(그림 B-5).
[신수혈(肾俞穴)] "4. 경도인지장애"(그림 B-5).

13. 뇌졸중 후 우울증

[백회혈(百会穴)] 뒷머리카락 시작점 정중앙에서 위로 7인치(그림 B-20).

[신정혈(神庭穴)] 앞머리카락 시작점 정중앙에서 위로 1인치 떨어진 곳 (그림 B-20).

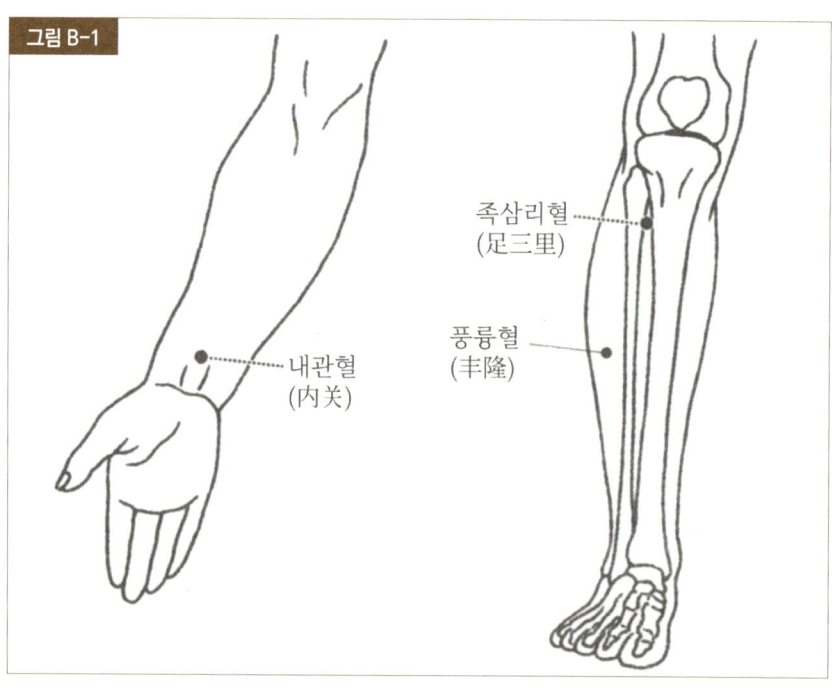

그림 B-1

그림 B-2

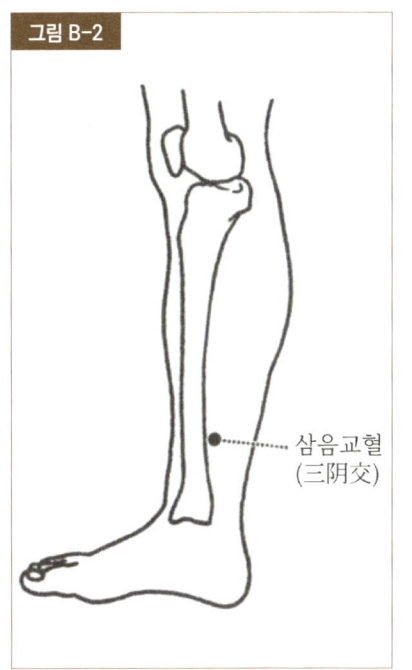

삼음교혈
(三阴交)

그림 B-3

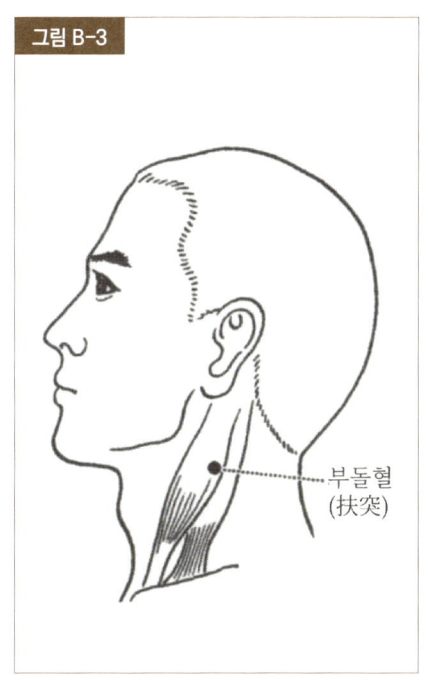

부돌혈
(扶突)

그림 B-4

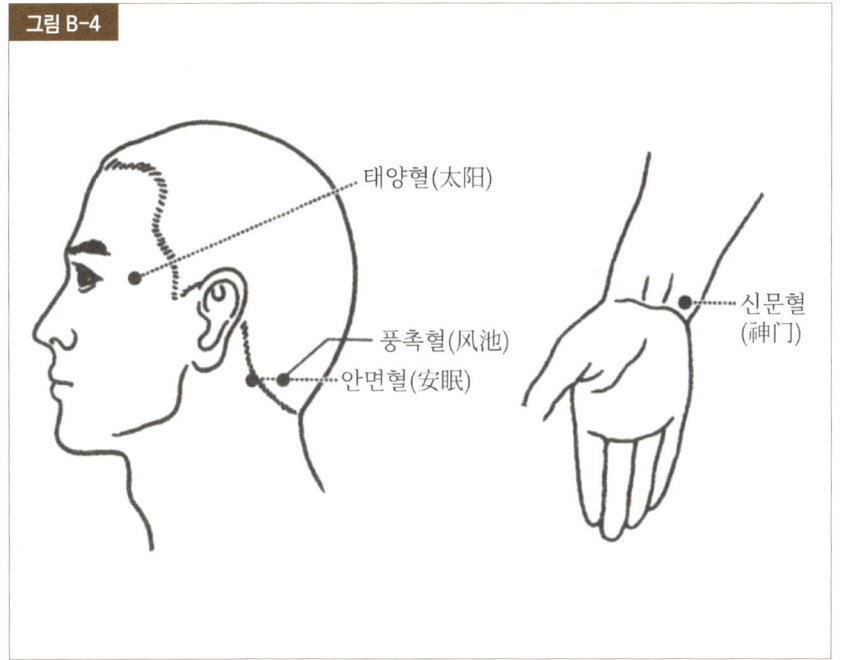

태양혈(太阳)
풍촉혈(风池)
안면혈(安眠)
신문혈
(神门)

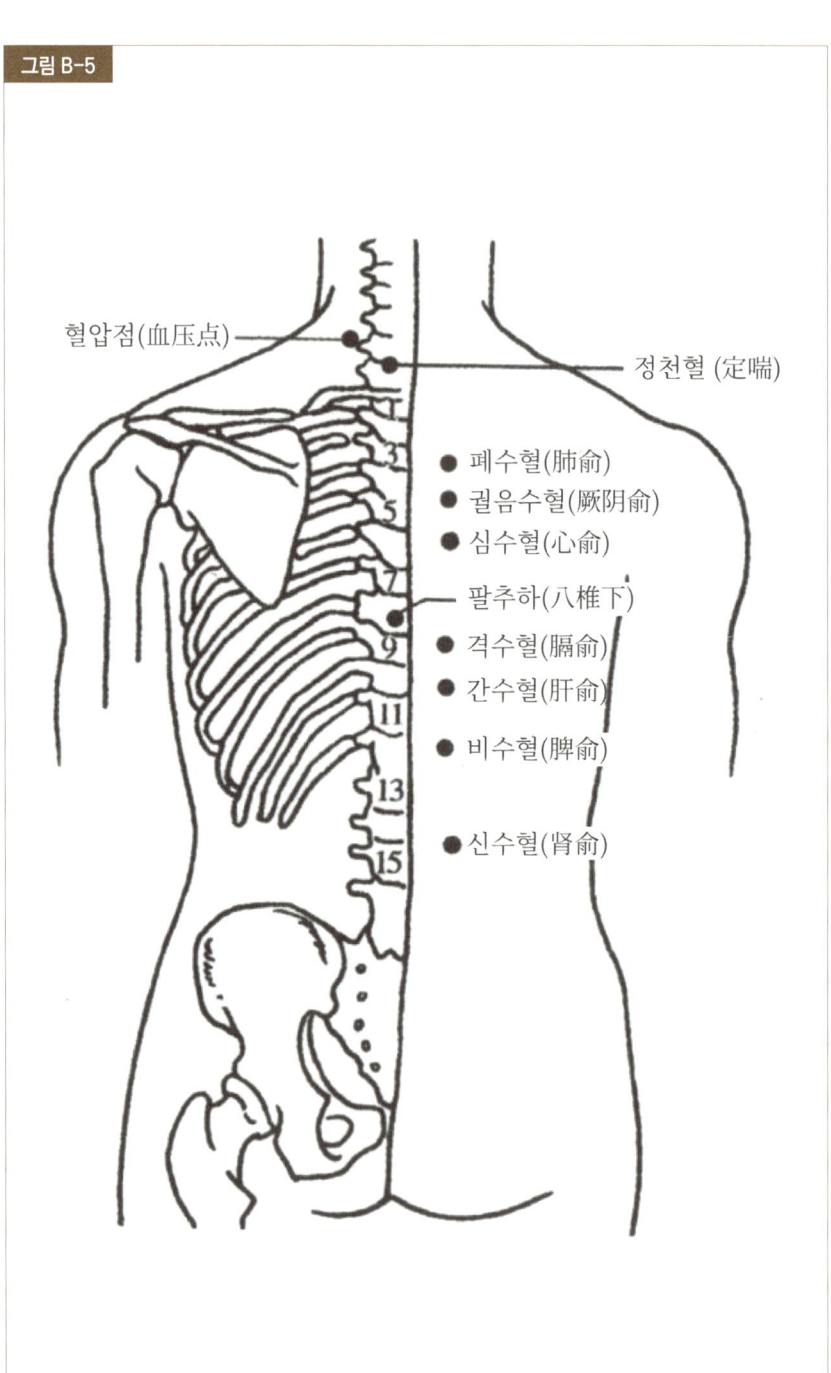

그림 B-5

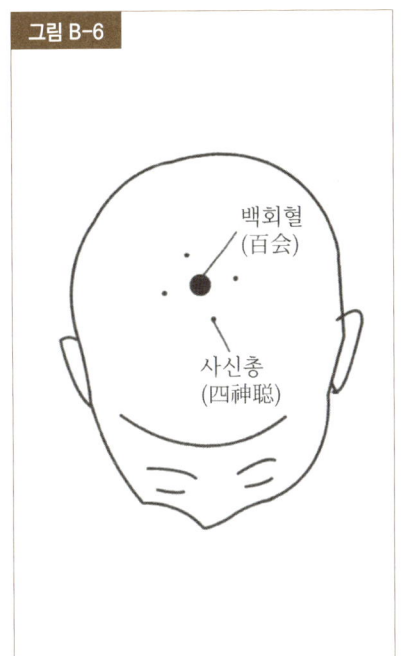

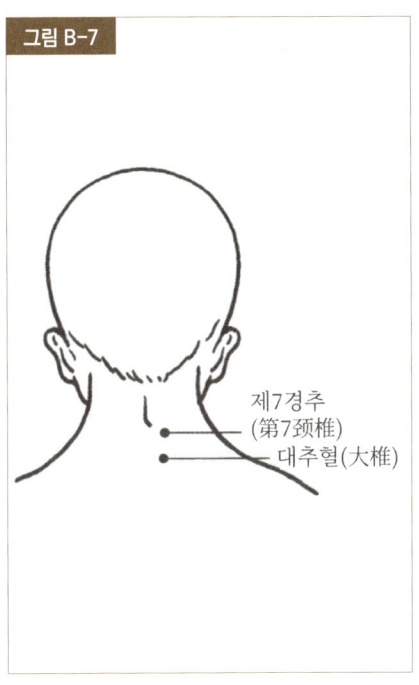

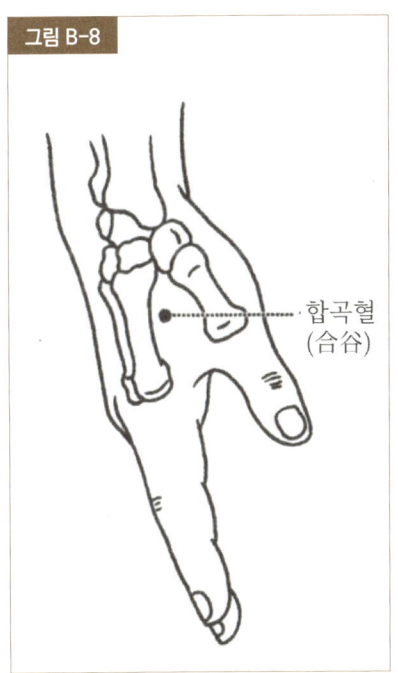

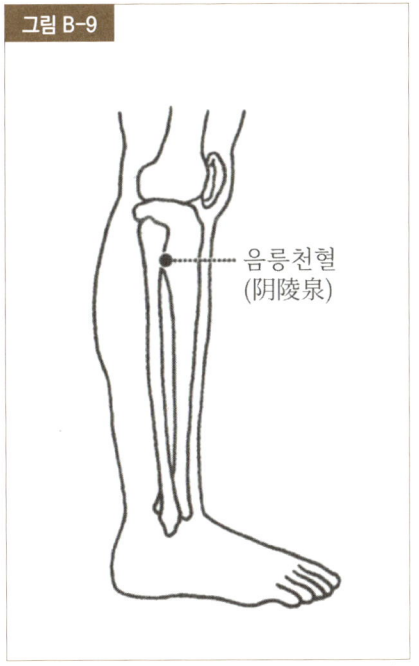

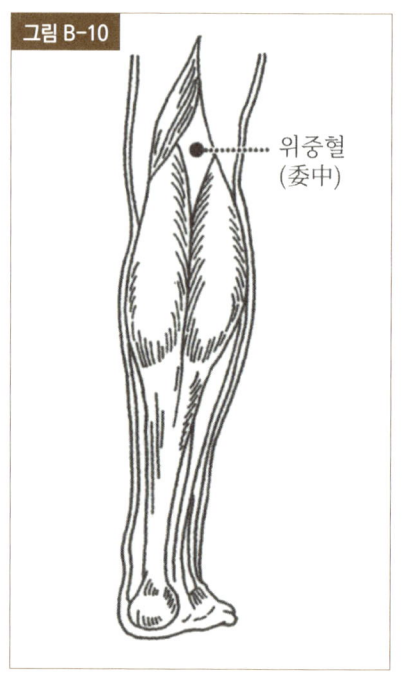

그림 B-10
위중혈
(委中)

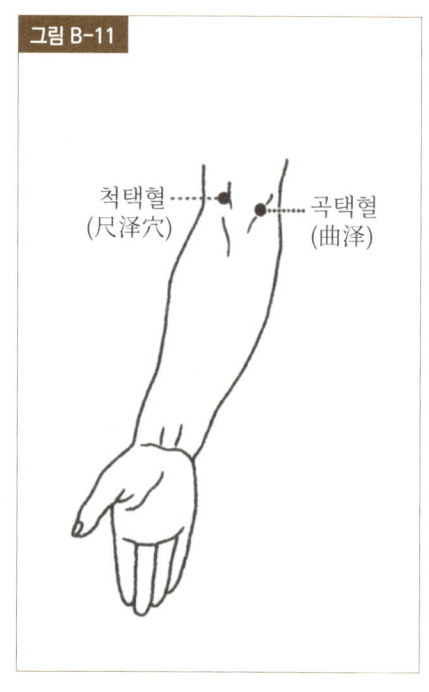

그림 B-11
척택혈
(尺泽穴)
곡택혈
(曲泽)

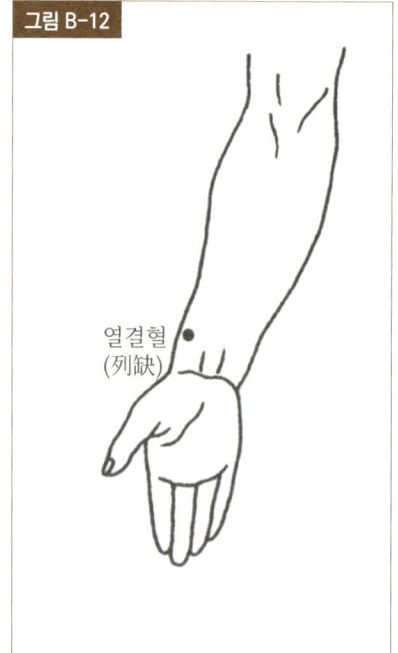

그림 B-12
열결혈
(列缺)

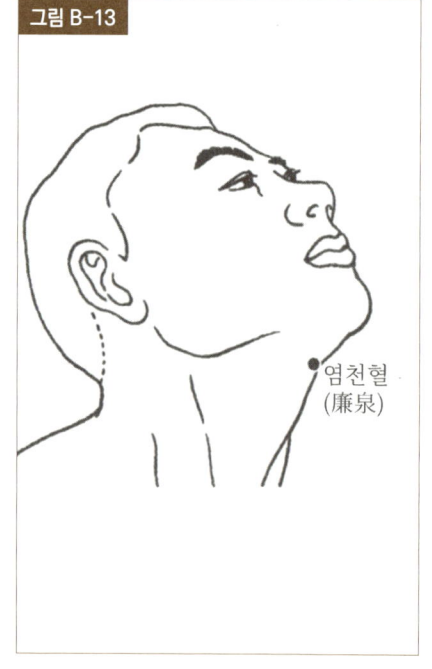

그림 B-13
염천혈
(廉泉)

그림 B-14

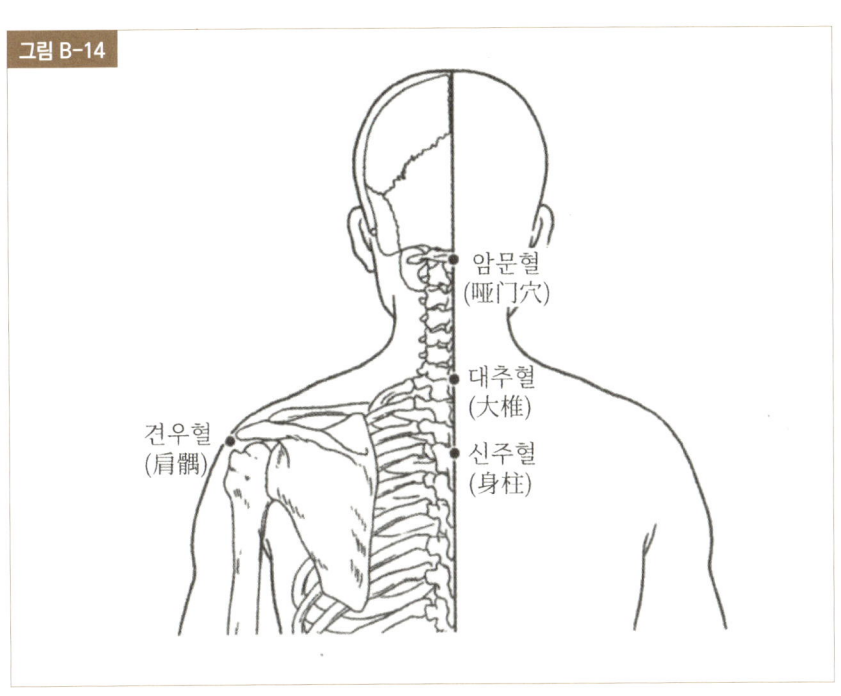

- 암문혈 (啞门穴)
- 대추혈 (大椎)
- 건우혈 (肩髃)
- 신주혈 (身柱)

그림 B-15

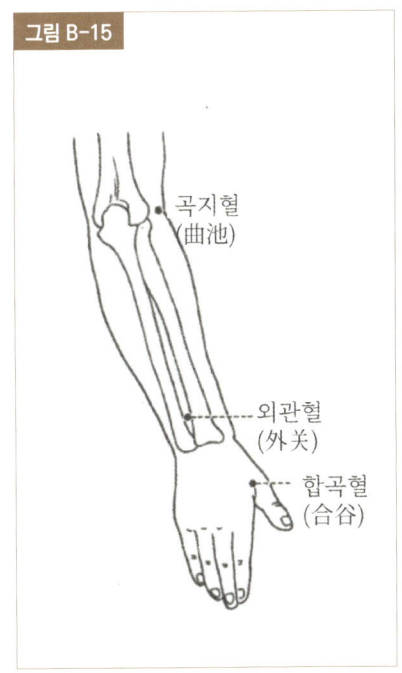

- 곡지혈 (曲池)
- 외관혈 (外关)
- 합곡혈 (合谷)

그림 B-16

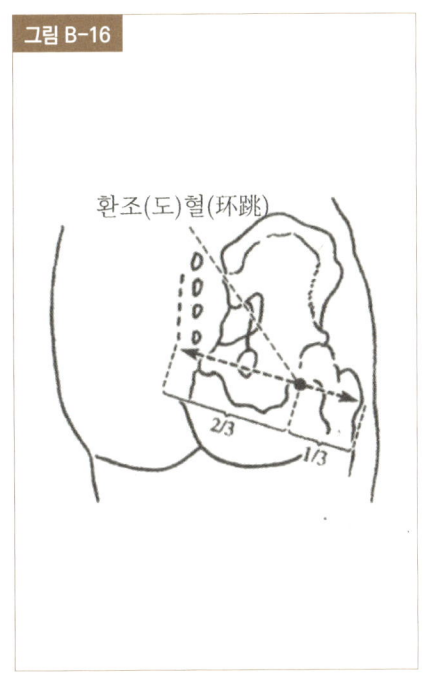

- 환조(도)혈 (环跳)

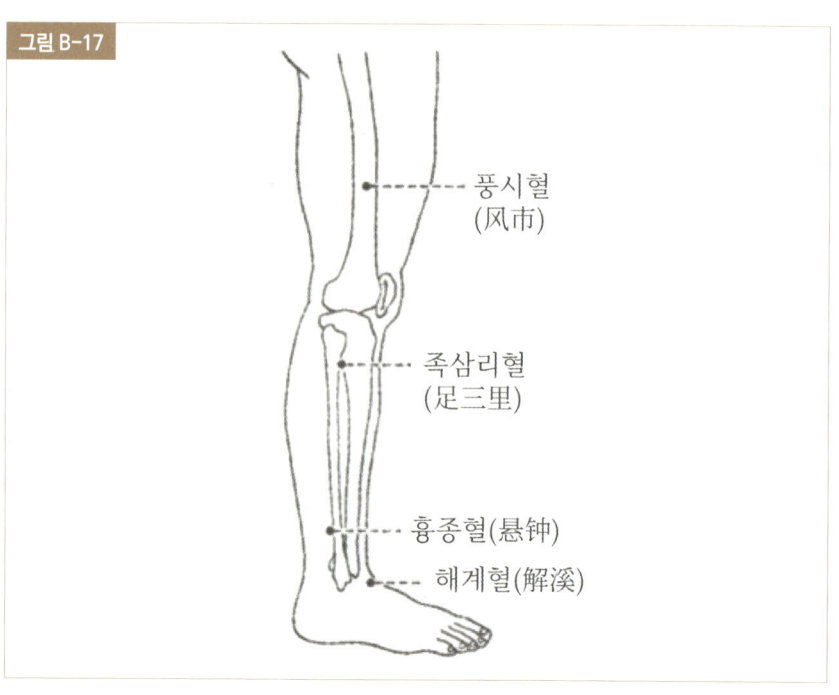

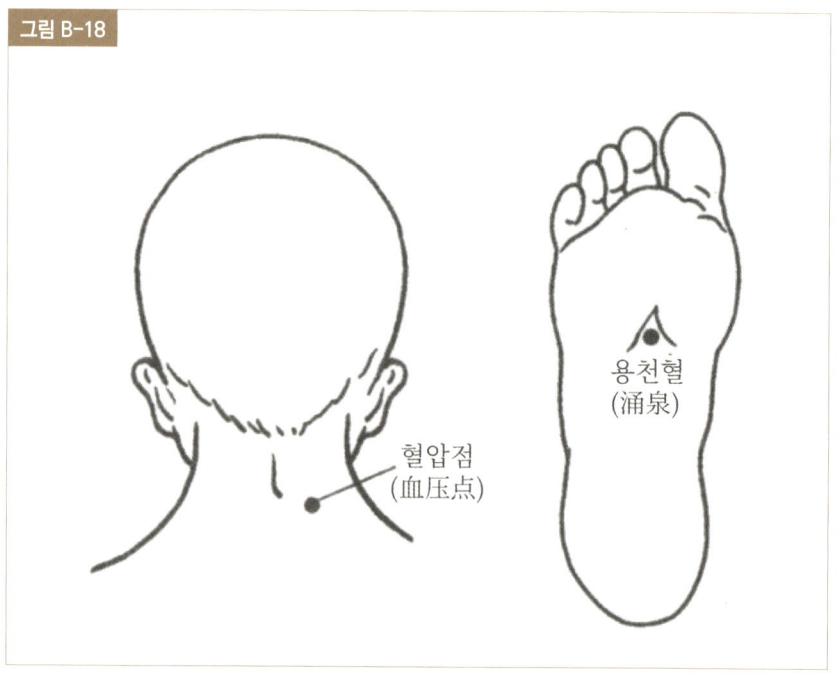

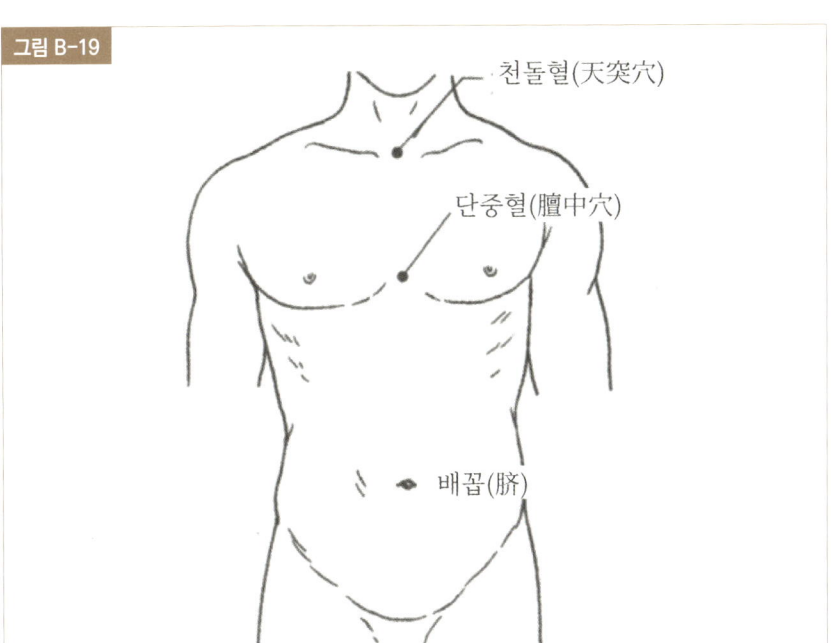

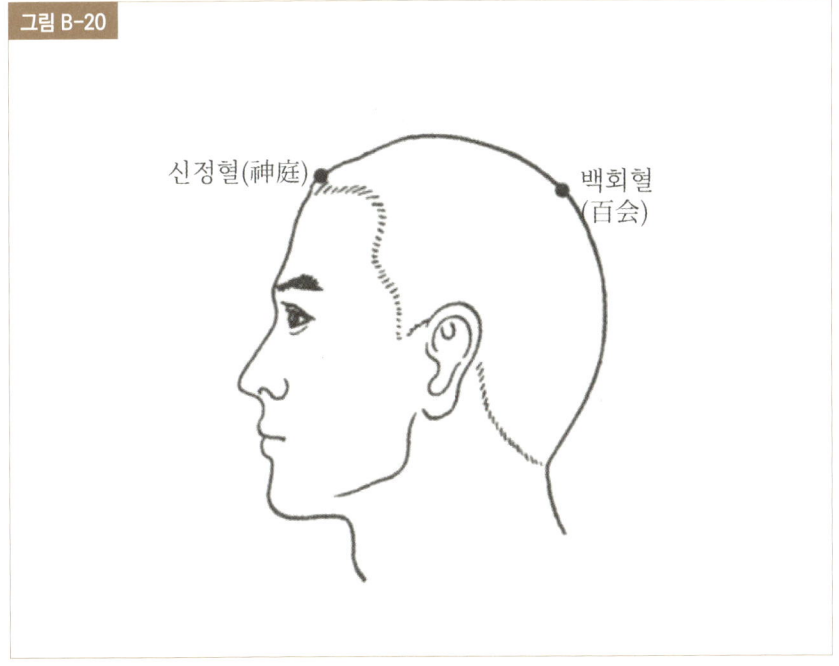

부록 C • 파장별 레이저 효과

색상별 레이저 효과

레이저는 원하는 결과를 얻기 위해 다양한 방법으로 조정될 수 있는 놀라운 도구입니다. 그 중 하나가 레이저의 색상입니다. 본 장에서는 적색, 노색, 청색, 그리고 황색 레이저 등의 특성 및 효과에 대해 살펴보겠습니다.

적색 레이저 효과

적색 레이저는 일반적으로 세포 활동과 미세 순환을 개선하는 기능으로 알려져 있습니다. 이는 다양한 백혈구 그룹을 자극하여 면역 체계를 활성화하고 대식세포의 식세포 활동을 증가시키는 데 도움이 됩니다. 이와 같은 과정은 다양한 대사 경로의 활성화, ATP 생산 증가 및 세포막 전위의 정상화를 통해 "거대 미토콘드리아"를 개발하는데 기여합니다. 레드 레이저는 또한 다양한 효소를 활성화하고 혈중 지질을 감소시켜 혈관의 콜레스테롤 양을 줄이는 데 이용됩니다.

녹색 레이저 효과

녹색 레이저는 헤모글로빈에 결합하여 적혈구의 기능, 행동 및 세포 탄력을 개선하는 데 효과적입니다. 또한, 산소 공급을 증가시키고 혈액 점도를 낮추는 것이 확인되었으며, 이는 혈류를 개선하는 데 중요한 역할을 합니다. 특히 Kassak et al. (2005)에 따르면 녹색 레이저 광선은 조사된 미토콘드리아에서 ATP 생산을 30% 이상 증가시킬 수 있다고 합니다.

청색 레이저 효과

청색 레이저 또는 블루라이트는 단핵구에서 산화질소(NO)를 방출하여 혈관 확장 및 내피 기능 장애를 개선하는데 효과적입니다. 산화질소는 성장, 면역, 신경 조절제로 알려져 있을 뿐만 아니라 줄기세포 증식 촉진제로도 알려져 있습니다. 이외에도 산화질소 생성 증가는 텔로머라제를 활성화하여 텔로미어의 단축을 막는 데 기여하며, 산화질소 수치가 증가하면 혈압이 낮아지는 효과가 있습니다.

황색 레이저 효과

황색 레이저는 해독 효과가 있는 항산화 효소 시스템을 개선하는 데 효과적입니다. 특히 세인트존스워트 식물의 하이페리신과 함께 사용할 경우 강력한 항우울 효과를 발휘하고, 만성 통증 환자의 통증 완화에도 긍정적인 효과가 있습니다. 또한 세로토닌 및 비타민-D 생성을 개선하고, 호르몬 시스템에 긍정적인 영향을 미칩니다.

근적외선(NIR, Near-Infrared) 레이저의 효과

세포 에너지 생성 증가: 세포의 미토콘드리아에 의해 흡수되어, 세포의 에너지 생산을 촉진하는 데 도움이 됩니다. 이는 세포 기능을 증가시키고, 복구를 촉진하며, 통증을 감소시킵니다.

조직 수리 및 재생 촉진: 세포 분열과 세포의 복제를 촉진하여, 조직의 수리와 재생을 돕습니다. 이는 상처 치유를 촉진하고, 피부의 건강을 개선하며, 염증을 감소시킵니다.

뇌 기능 개선: 일부 연구에서는 근적외선 빛이 뇌의 혈류를 증가시키고, 뇌의 에너지 생산을 촉진하여, 뇌의 기능을 개선하였다는 결과를 보여줍니다.

통증 및 염증 감소: 깊은 조직에 침투하여 통증과 염증을 감소시키는 데 도움이 됩니다.

혈류 개선: 혈관을 확장하고, 혈류를 개선하여, 세포에 더 많은 산소와 영양소를 공급하는 데 도움이 됩니다.

근육 회복 촉진: 운동 후 근육 피로를 감소시키고, 근육 회복을 촉진하는 데 도움이 됩니다.

심혈관 건강 개선: 혈관을 확장하고, 혈액 순환을 개선하여 심혈관 건강을 개선하는 데 도움이 됩니다.

**자외선(UV) 빛은 일반적으로 A, B, C 범주로 나눠지며,
그 효과와 위험성은 각각의 유형에 따라 달라집니다.**

UV-A

비타민 D 생성: 피부에서 비타민 D의 생성을 촉진합니다. 비타민 D는 뼈 건강에 중요하며, 면역 시스템의 기능을 지원하고, 일부 암의 예방에 도움이

될 수 있습니다.

피부 치료: 피부 질환의 치료에 사용될 수 있습니다. 예를 들어, 피부염 또는 건선 같은 피부 질환에서 UV-A를 사용하여 피부의 염증을 줄이는 데 도움이 될 수 있습니다.

UV-B

피부 치료: 피부 질환을 치료하는 데 사용될 수 있습니다. UV-B는 피부에 직접 작용하여 피부염이나 건선 등의 피부 질환을 치료하는 데 효과적일 수 있습니다.

비타민 D 생성: UV-B도 피부에서 비타민 D의 생성을 촉진합니다.

UV-C

살균: 가장 강력한 살균 효과를 가지고 있습니다. 이는 병원균이나 바이러스를 죽이는 데 사용됩니다. 그러나 UV-C는 피부와 눈에 매우 해롭기 때문에, 이를 사용할 때는 매우 주의해야 합니다.

이와 같이 자외선에는 특정 목적에 맞는 다양한 효과가 있지만, 그에 따른 위험성도 무시할 수 없습니다. 과도한 자외선 노출은 피부암의 위험을 증가시키고, 눈에 손상을 줄 수 있으며, 피부의 노화를 가속화할 수 있습니다. 따라서 자외선을 이용할 때는 적절한 보호 조치를 취하고 과도한 노출을 피해야 합니다.

참고문헌

[1]李帮权. 针灸临证手册[M]. 北京：人民军医出版社, 2008
[1] 이방권. 침구임증수첩[M]. 북경: 인민군의출판사, 2008

[2]张栋针灸原理和经络研究中红外热像技术的应用[J]. 中国针灸, 2004,24(1):37
[2]장동침구의 원리와 경락연구 중 적외선 열영상기술의 응용[J]. 중국침구, 2004,24(1):37

[3]王先菊，曾常春，刘汉平，等，激光针灸对穴位组织温度和血流灌注率的影响[J]. 激光生物学报, 2005,14(4)
[3]왕선국, 증상춘, 유한평 등 레이저 침구가 혈조직 온도와 혈액 관류율에 미치는 영향 [J]. 레이저생물학보, 2005, 14(4)

[4]刘颂豪，郭周乂，曾常春，等中医的光子学研究[J]. 激光与光电子学进展, 2005,42(5)
[4]류송호, 곽주의, 증상춘 등 중의학의 광자학 연구[J]. 레이저와 광전자학의 발전, 2005,42(5)

[5]刘承宜，角建瓴，徐晓阳，等. 低强度激光或单色光效应及其在运动医学中的应用[J]. 中国运动医学杂志, 2003,22(2)
[5]류승의, 각건영, 서효양 등. 저강도 레이저 또는 단색광 효과 및 그 스포츠 의학에서의 응용[J]. 중국 스포츠 의학 잡지, 2003,22(2)

[6]宓现强，岑剡，周正谊，等. 低强度激光照射对离体动物红细胞流变学性质的影响[J]. 中国激光, 2004,引 (7)
[6]복현강, 잠염, 주정의 등. 저강도 레이저 조사가 동물조직 적혈구의 유변학적 특성에 미치는 영향 [J]. 중국 레이저, 2004, 인용(7)

[7]卞学平，张志宏. 不同物理因子作用足三里穴对胃电活动影响的国内研究进展[J]中华物理医学与康复杂志, :ro-3,25(5)
[7]변학평, 장지홍. 서로 다른 물리인자가 족삼리혈에 작용하여 위전기 활동에 미치는 영향에 대한 국내 연구 진행상황 [J]중화물리의학 및 재활잡지, :ro-3,25(5)

[8]马瑞娟，于建敏，袁娇华，等. 69例眶上神经痛的氦－氖激光光针治疗[J]. 白求恩军医学报，2003,1(1)

[8]마서연, 어건민, 원교화 등 69례의 안와신경통 He-Ne 레이저 침 치료 [J]. 백구은 군의학보, 2003,1(1)

[9]杨国晶. He-Ne激光穴位照射治疗偏头痛35例[J]. 激光杂志，2001,22(l)

[9]양국정. He-Ne 레이저 경혈 조사 편두통 치료 35건 [J] 레이저잡지, 2001,22(l)

[10]李念. 氦氖激光穴位照射降血压效果及原理探讨[J]. 河北医学，2000,6(8)

[10]이념. He-Ne 레이저 경혈 조사 혈압 강하 효과 및 원리 탐구[J]. 하북 의학, 2000,6(8)

[11]洪文学，樊凤杰，宋佳霖. 激光针灸与传统针灸治疗神经性皮炎的疗效比较 [J].激光杂志，2006,27(3)

[11]홍문학, 번봉걸, 송가림. 레이저 침구와 전통 침구의 신경성 피부염 치료 효과 비교[J]. 레이저 잡지, 2006,27(3)

[12]都晓春. 六光道. 氦氖激光针灸治疗仪治疗类风湿关节炎[J]. 吉林中医药，2001,6

[12]도효춘, 육광도 He-Ne 레이저 침구치료기의 류마티스 관절염 치료 [J] 길림중의약, 2001,6

[13]杨国晶. He-Ne激光穴位照射治疗阵发性面肌痉挛的疗效观察[J]. 激光杂志，2003,24(3)

[13]양국정. He-Ne 레이저 경혈 조사 발작성 안면근경련 치료 효과 관찰 [J] 레이저 저널, 2003,24(3)

[14]邵胜. He-Ne激光治疗外伤性腰痛358例疗效观察[J]颈腰痛杂志，2001,22(3)

[14]소성. He-Ne 레이저 358례 외상성 요통 치료 효과 관찰 [J] 경요통 잡지, 2001,22(3)

[15]张丕勋，张璐. 低强度He-Ne激光穴位照射治疗颞颌关节紊乱综合征30例[J]中国激光医学杂志，2000,9(4)

[15]장비훈, 장로. 저강도 He-Ne 레이저 경혈 조사 턱관절 장애 치료 30례 [J] 중국 레이저 의학 저널, 2000,9(4)

[16]王莉，何晓波，刘德秋，等. 半导体激光穴位照射治疗慢性肾脏疾病疗效初步观察[J]. 中国激光医学杂志，2002,11(3)

[16]왕리, 허효파, 류덕추 등. 반도체 레이저 경혈 조사의 만성 신장 질환 치료 효과 예비 관찰[J]. 중

국 레이저 의학 저널, 2002,11(3)

[17]莫飞智，刘颂豪，李建强，等．激光针与针刺对血管性痴呆的临床疗效比较[J]．现代康复，2001,8

[17]모비지, 류송호, 리건강 등. 혈관성 치매에 대한 레이저 침과 침술의 임상 치료 효과 비교 [J]. 현대 재활, 2001,8

[18]欧良树，杨永晖．激光针灸刀治疗颈肩腰腿痛症360例观察[J]安傲中医临床杂志，2003,15Cl)

[18]구양수, 양영휘. 레이저 침구의 목 어깨 허리 다리 통증 치료 360례 관찰[J] 안오 중의 임상지, 2003,15Cl)

[19]葛俊生.低强度He-Ne激光照射治疗外伤性咀嚼肌痉挛疗效观察[J]中国激光医学杂志，2001,10(3)

[19]갈준생. 저강도 He-Ne 레이저 조사 외상성 저작근 경련 치료 효과 관찰 [J]중국 레이저 의학 저널, 2001,10(3)

[20]乔淑章，陈莉，康文巧，等．半导体激光穴位照射治疗高脂血症60例[J]．河北中医，2005,27(3)

[20]교숙장, 진리, 강문교 등. 반도체 레이저 경혈 조사 치료 고지혈증 60건[J]. 하북 중의, 2005,27(3)

[21]虞盟鹦．氦氖激光穴位照射为主治疗小儿厌食症40例[J]江苏中医药，2003,24(4)

[21]우맹앵. He-Ne 레이저 경혈 조사의 소아 거식증을 주요 치료 40례[J] 강소성 중의약, 2003,24(4)

[22]湛川，于方，安久力，等低能量激光照射膝眼穴治疗膝骨性关节炎的疗效[J]．中国激光医学杂志，2007,16(2)

[22]담천, 우방, 안구력 등. 저에너지 레이저의 슬안혈 조사 무릎골관절염 치료 효과 [J]. 중국레이저 의학저널,2007,16(2)

[23]周静．半导体激光治疗仪用于肝炎肝硬化患者的临床观察[J]中西医结合肝病杂志，2001,11(2)

[23]주정. 반도체 레이저 치료기를 사용한 간염 간경변 환자의 임상 관찰 [J] 중서의학을 결합한 간질환 저널, 2001,11(2)

[24]昝立刚，丁锟，孙佳英 等. 低强度半导体激光治疗少年儿童弱视逐米观察法的疗效检验[J]. 数理医药学杂志，2002,15(5)

[24]잠립강, 정곤, 손가영 등. 저강도 반도체 레이저의 소아 약시 치료효과 검사 [J]. 수리의약학 저널, 2002,15(5)

[25]任心荣，张全霞，李巍，等氦氖激光穴位针刺对呼吸道及免疫功能的影响[J]. 中国针灸，2004,24(8)

[25]임심영, 장전전, 리외 등 He-Ne 레이저 경혈침이 호흡기 및 면역기능에 미치는 영향 [J]. 중국 침구, 2004,24(8)

광역학 LUXTREAM 제품

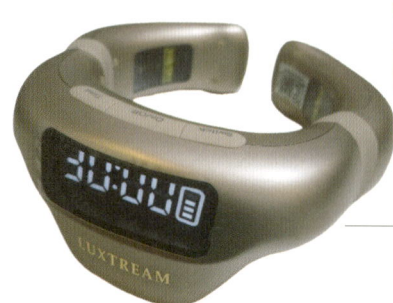

세계 최초 4컬러!

레이저 침술 기반의
광역학 넥밴드

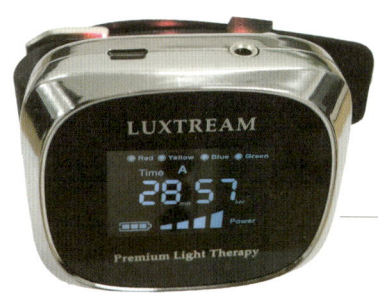

레이저 침술 기반의
광역학 4컬러 워치

구성품

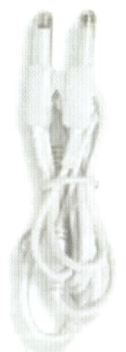

코 어플리케이터

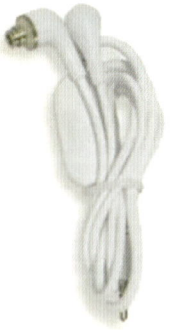

귀 또는 경혈 조사
어플리케이터

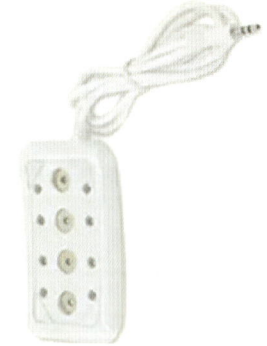

패드 어플리케이터

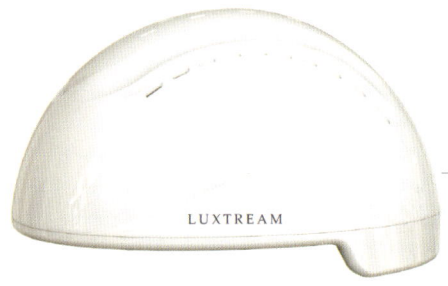

광역학 근적외선 헬멧

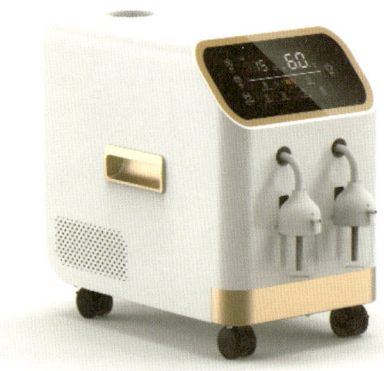

분자 수소 흡입장치

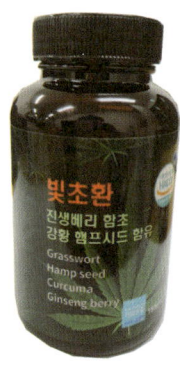

빛초환
진생 베리 함초
햄프시드 함유

luxtream.co.kr

빛의 힘으로 치유하다.
광역학 레이저 침술 핸드북

발행 : 2023년 08월 20일
편집자 : 주평(朱平)
번역 : XIONG WENYAN

펴낸곳: LUXTREAM LAB
펴낸이 : 심경환
검수 : 다보람
디자인 : maum

LUXTREAM LAB
전화 : 070-7514-0429
FAX : 0504-482-0429
한국어판 ⓒ LUXTREAM LAB 2023, Printed in Korea.
ISBN 979-11-983984-0-6
http://www.luxtream.co.kr
가격 20,000원

이 책은 주평(朱平) 교수와 LUXTREAM LAB이 정식 계약하여 번역한 책이므로
이 책의 일부나 전체 내용을 무단으로 복사, 복제, 전재하는 것은 저작권법에 저촉됩니다.